Inke Barysch / Andrea Anna Cavelius / Birgit Frohn

Kombucha

Köstliche Teerezepte für ihr Wohlbefinden

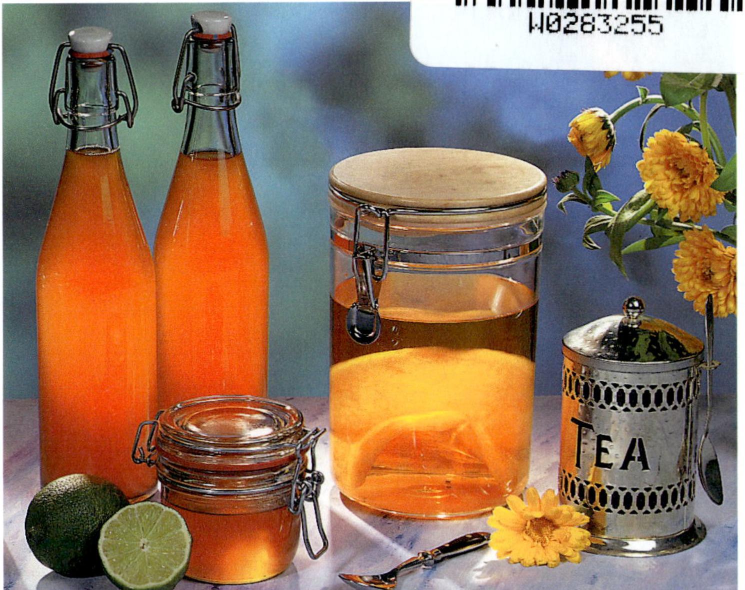

BELLAVISTA

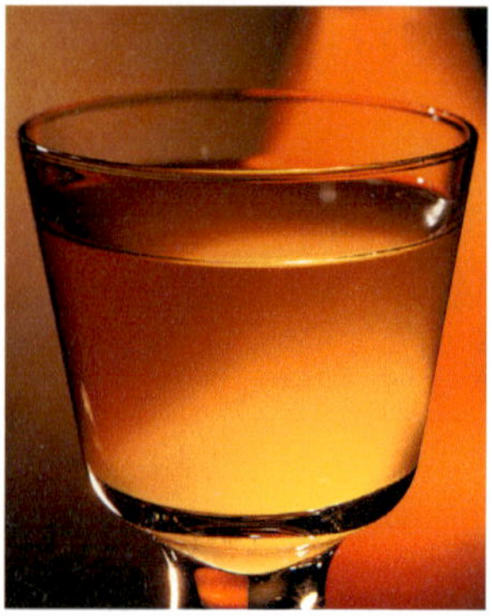

Goldgelbes Lebenselixier: Kombucha wirkt positiv auf praktisch alle Vitalfunktionen.

Selbst gemachte Medizin: Ab Seite 63 wird beschrieben, wie Sie Ihr Kombuchagetränk herstellen und weiterverarbeiten.

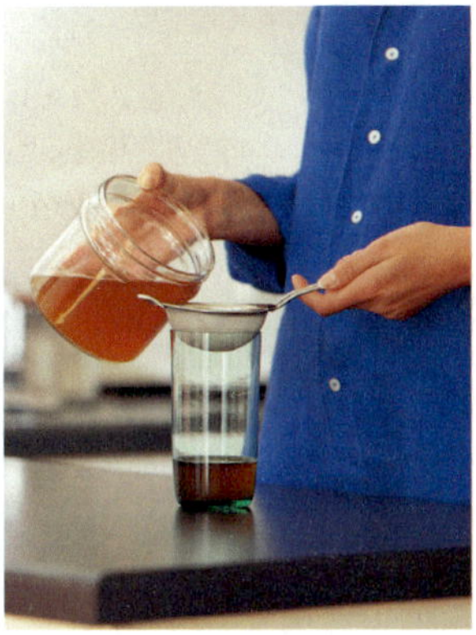

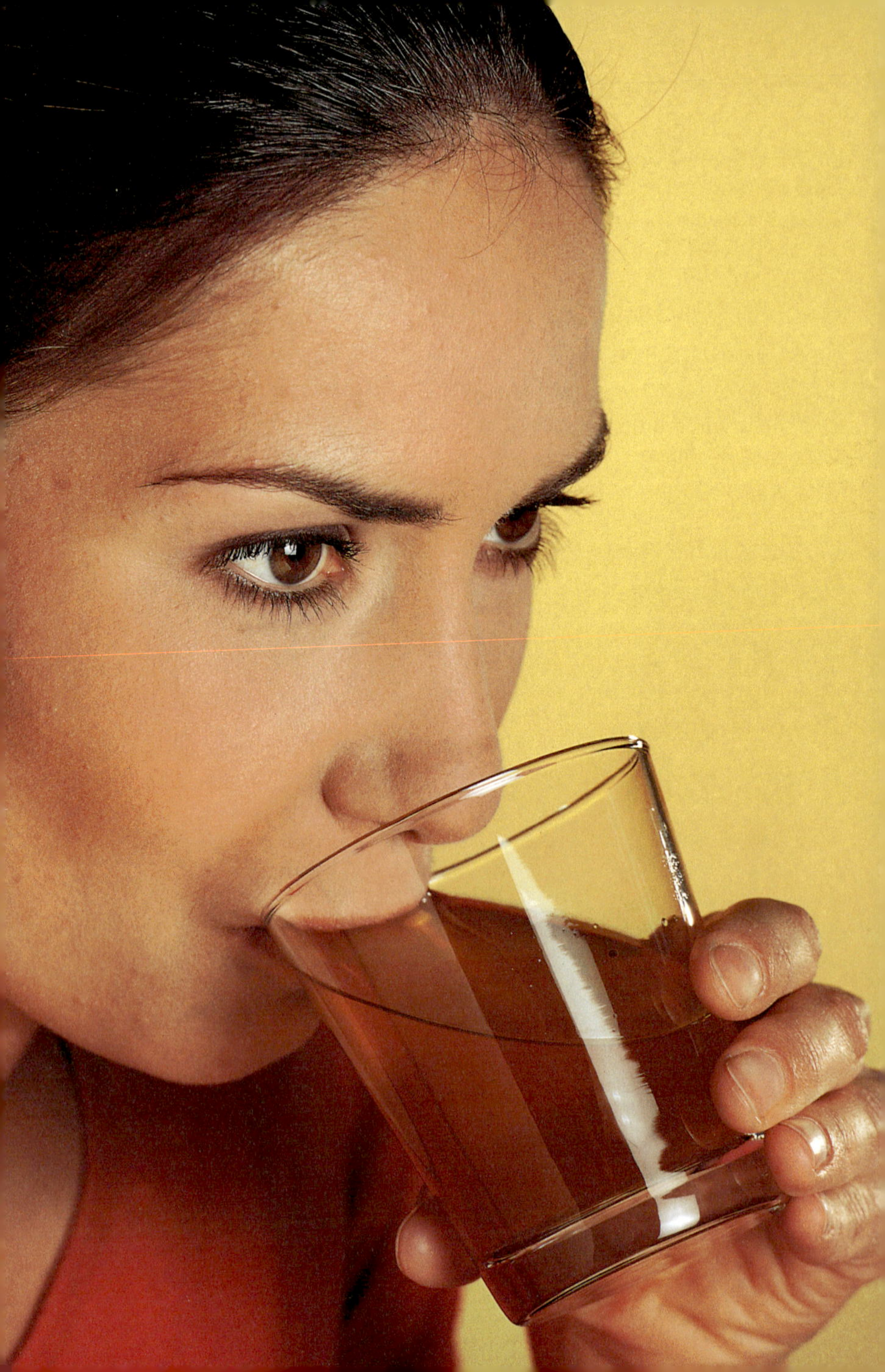

Gesundheitstrank Kombucha

Kombucha ist ein jahrtausendealtes Volksheilmittel, das durch seine entgiftenden und regenerierenden Kräfte in der Lage ist, bei körperlichen und nervlichen Störungen und Krankheiten aller Art Linderung zu verschaffen. Es wirkt positiv auf die Verdauungsvorgänge, saniert die Darmflora und regt den Stoffwechsel an. Doch es kann noch mehr: Das Gärgetränk leistet auch einen wichtigen Beitrag zu Ihrer Schönheit – denn Gesundheit und körperliches Wohlbefinden sind gleichzeitig Voraussetzung und Garantie für strahlende Schönheit und jugendliches Aussehen.

Kombucha gilt in Asien seit über 2000 Jahren als bewährtes Heilmittel und Lebenselixier. Doch erst seit sich eine ganze Reihe von Stars aus dem Film- und Showgeschäft dem Gesundheitstrunk verschrieben haben, gewinnt er auch hierzulande immer mehr Fans.

Was ist Kombucha?

Von opalartiger, leicht bräunlicher Farbe und fest wie Gelatine – zu einem solchen Gebilde wächst der Kombuchateepilz heran, wenn man ihn in eine geeignete Nährlösung legt. Diese Nährlösung wiederum verwandelt der Kombuchapilz in ein wohlschmeckendes, leicht prickelndes Getränk, das im menschlichen Körper positiv auf die unterschiedlichsten Organe und Stoffwechselvorgänge einwirkt.

Wie Analysen ergeben haben, handelt es sich bei diesem so genannten Teepilz um eine Lebensgemeinschaft (Symbiose) mehrerer Arten von Mikroorganismen und nicht um einen einheitlichen Pilz. Die Bezeichnung »Kombuchapilz« hat sich jedoch im Volksmund so eingebürgert, dass sie auch in diesem Buch übernommen werden soll.

Goldgelb und voller Gesundheit: Kombucha wird seit einigen Jahren als Hausmittel wiederentdeckt.

Pilz oder Flechte?

Die Herkunft des Kombuchapilzes oder der Kombuchakultur gibt Gelehrten und Wissenschaftlern seit Jahrhunderten Rätsel auf. Wahrscheinlich handelt es sich bei dem Gebilde um eine Flechte, eine Lebensgemeinschaft von Algen und Pilzen. Meeresalgen müssen, um ohne das nahrhafte Meerwasser überleben zu können, eine Art Zweckgemeinschaft mit einer anderen Pflanze eingehen – in diesem Fall mit einem Pilz. Dieser versorgt die Alge mit allen notwendigen Nährstoffen und schützt sie außerdem vor dem Vertrocknen. Die Alge wiederum führt die Fotosynthese von Zucker durch und ernährt so den Pilz.

Die Bezeichnung »Teepilz« ist eigentlich irreführend, da es sich bei Kombucha um eine Flechte handelt, die aus Algen, Hefezellen und anderen Mikroorganismen besteht. Manche Forscher halten Kombucha sogar für einen Schwamm.

Aus dieser Lebensgemeinschaft, der so genannten Symbiose, entstand die Flechte. Bis heute sind etwa 16 000 Flechtenarten bekannt. Ein nicht unerheblicher Teil dieser Pflanzen verfügt über große Heilkräfte, so z. B. Isländisch Moos.

Schmackhaft und gesund

Forscher fanden im Kombucha u. a. verschiedene Hefen, die als fleißige Vitaminproduzenten bekannt sind. Außerdem sorgt ein fein abgestimmtes Zusammenspiel verschiedener Bakterienarten dafür, dass eine Vielzahl an gesundheitsfördernden Vitalstoffen entsteht. Doch die alte Volksweisheit, dass nur bittere Medizin wirkungsvoll sein kann, trifft beim Kombucha nicht zu. Das prickelnde, nach würzigem Cidre schmeckende Getränk hat weltweit eine große Fangemeinde – auch und nicht zuletzt aufgrund seines anregenden, erfrischenden Geschmacks. Das Kombuchagetränk ist ein Beispiel dafür, wie Angenehmes mit dem Nützlichen verbunden werden kann.

Wertvoller denn je

Die Bedeutung der Vitalstoffe hat im Lauf der Jahrhunderte immer mehr zugenommen. In einer Zeit, in der unsere Nahrung allzu oft durch industrielle Bearbeitung, Konservierung, Bestrahlung oder lange Lagerung ihre ursprünglichen Wirkstoffe verloren hat, stellen die Vitalstoffe des Kombuchagetränks eine wichtige Ergänzung und einen unverzichtbaren Ausgleich zu unseren täglichen Ernährungssünden dar.
Auch aufgrund der ansteigenden Umweltbelastung benötigen wir heute mehr denn je Entgiftungs- und Vitalstoffe, an denen das Gärgetränk Kombucha so reich ist.

In China, aber auch im Kaukasus zählt Kombucha noch heute zu den beliebtesten Volksheilmitteln und Stärkungsgetränken, da er leicht zu vermehren und vielfältig einsetzbar ist.

Die Herkunft des Kombucha

Der Überlieferung zufolge ist die Heimat des Kombucha der ostasiatische Raum. Bereits vor 2000 Jahren, während der Han-Dynastie, verehrte man im alten China den Teepilz als ein Geschenk der Götter, das ein langes, gesundes Leben beschert.
In Ostasien erfreut sich der Kombucha nach wie vor großer Beliebtheit. Besonders wird seine verjüngende,

Wie Kombucha zu seinem Namen kam

Im 4. Jahrhundert n. Chr. soll der koreanische Arzt Kombu den Pilz an den japanischen Kaiserhof gebracht haben. Durch den Genuss des Teepilzgetränks, des »Tees des Kombu« = Kombu-Cha (»Cha« heißt übersetzt Tee), wurde der japanische Kaiser Inkyo von einem schweren Magenleiden geheilt. Dieser Heilungserfolg soll den Siegeszug des Gärgetränks im ostasiatischen Raum begründet haben.

vitalisierende Kraft geschätzt, die manchen chinesischen Frauen selbst im Alter von 90 Jahren noch eine glatte, jung aussehende Haut schenkt und ihnen Spannkraft und Elan verleiht.

Siegeszug in Europa

Erste wissenschaftliche Studien mit Kombucha betrieb der österreichische Arzt Rudolf Sklenar, der Kombucha während des Zweiten Weltkriegs in Osteuropa schätzen gelernt hatte. 1964 veröffentlichte er seine Ergebnisse, die zu einer Verbreitung des Getränks in Europa geführt haben.

Zu Beginn des 20. Jahrhunderts war das Gärgetränk besonders in Russland und in der Tschechoslowakei beliebt. Dort wurde es als Ersatz für den teuren Schwarztee eingesetzt und auch gerne als Zwischenmahlzeit genossen. Findige Apotheker benutzten Kombucha im Ersten Weltkrieg, um daraus Abführmittel und kostbaren Speiseessig herzustellen.

In den zwanziger Jahren des 20. Jahrhunderts kam der Kombucha dann über Lettland und Polen als Hausmittel in den Westen. Als während und nach dem Zweiten Weltkrieg der für die Kombuchaherstellung benötigte Zucker knapp war, geriet das Getränk fast völlig in Vergessenheit. In den sechziger und siebziger Jahren jedoch stellten sich mit dem steigenden Wohlstand viele Befindlichkeits- und besonders Verdauungsstörungen ein, und in dieser Zeit wurde dieses wertvolle Volksheilmittel wieder neu entdeckt.

Verdauungshilfe und Schickeriadrink

Nicht nur in Deutschland, auch in anderen europäischen Ländern erfreute sich das Kombuchagetränk immer größerer Beliebtheit. Besonders in Italien, Frankreich und Spanien wuchs die Anhängerschaft des Vitalgetränks. Schon in den fünfziger Jahren hatte Italiens Schickeria den apfelweinartigen Drink zum Lieblingsaperitif erkoren. Schließlich lässt sich ein fünfgängiges Menü durch Kombucha nicht nur geschmacklich bereichern, sondern auch besser verdauen!

In Frankreich schließlich war man so begeistert von der Wirkung des Kombucha, dass man ihm den schmeichelhaften Namen »Elixir de longue vie« – Elixier des langen Lebens – gab.

Der Durchbruch in Hollywood

Auch in den USA wurde das Kombuchagetränk im Lauf der Zeit bekannt. Heute steht es dort besonders bei Hollywoodstars in hohem Ansehen – so schwärmt nicht nur Popstar Madonna von der wohltuenden Wirkung des Getränks. Auch bei vielen Schauspielern und Sportlern steht Kombucha auf dem täglichen Schönheits- und Fitnessplan. Denn neben seinen entgiftenden und verdauungsfördernden Eigenschaften verhilft er nicht zuletzt zu einer schönen Haut und vollen Haaren.

Im Lauf der Jahrhunderte haben sich in den verschiedenen Ländern, in denen Kombucha gezüchtet wird, auch unterschiedliche Sorten entwickelt. Je nachdem, welcher Tee als Grundlage genommen wird, variieren die Kombuchagetränke auch stark in ihrem Geschmack.

Kombuchanamen in verschiedenen Kulturen

Aufgrund seines weiten Verbreitungsgebiets und seiner langen Entstehungsgeschichte kam der Kombuchapilz im Lauf der Jahre zu unterschiedlichen, zum Teil merkwürdigen Namen, wobei oft seine vitalisierenden Eigenschaften benannt werden:

- Algentee
- Champagne of life
- Champignon Japonaise
- Champignon Miracle
- Chinapilz
- Comboucha
- Elixir de longue vie
- Fungojapon
- Fungo cinese
- Gichtqualle
- Heldenpilz
- Indischer Weinpilz
- Japanpilz
- Kargasopilz
- Magic Mushroom
- Marine alga
- Russische Blume
- Russische Qualle
- Tea beer
- Teekwass
- Tsche of Kombu
- Wolgaqualle
- Wolgameduse
- Zauberpilz

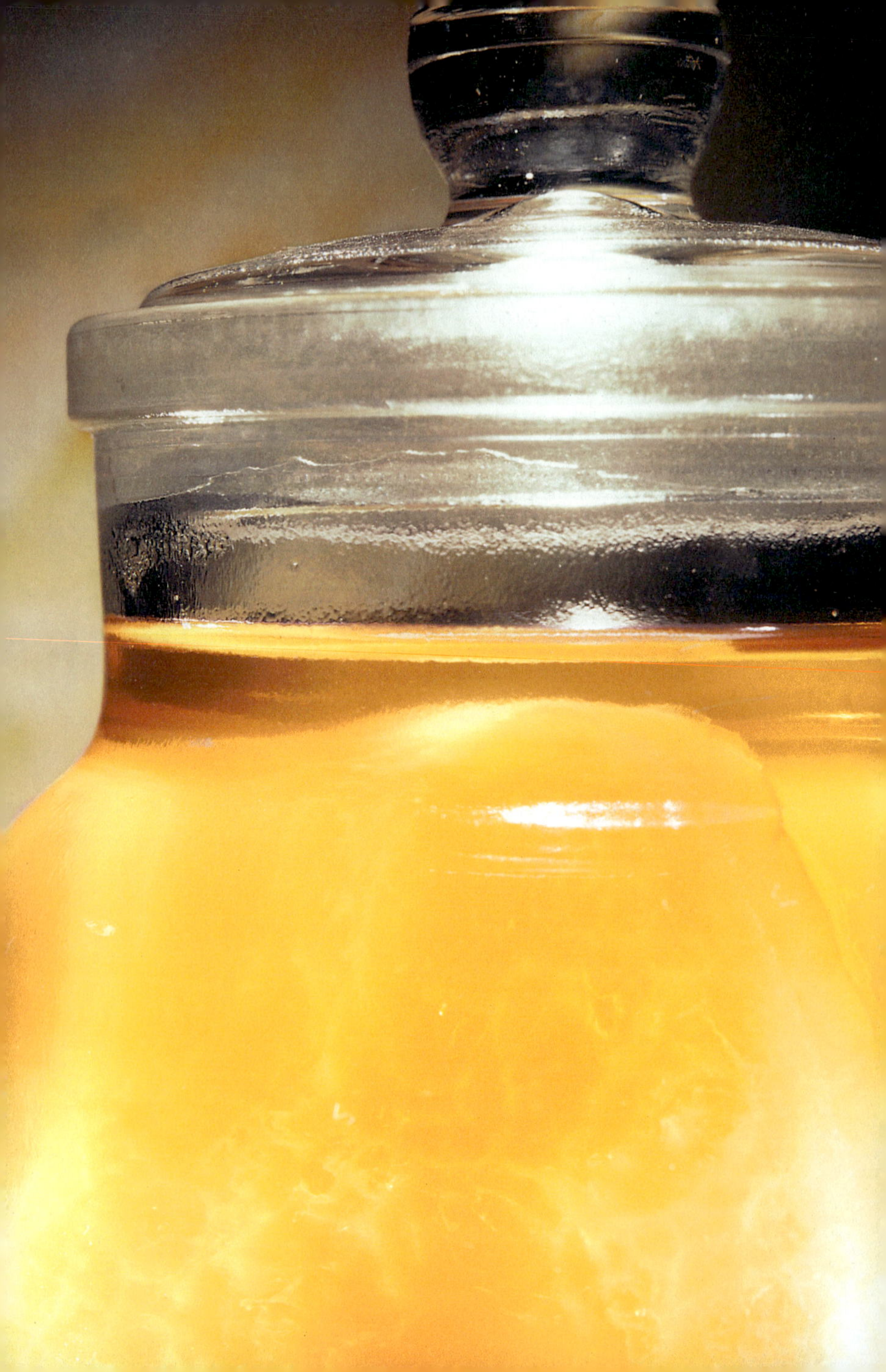

Inhaltsstoffe des Kombuchagetränks

Setzt man eine Kombuchakultur, hier der Einfachheit halber weiterhin Kombuchapilz genannt, auf eine Lösung aus Tee und Zucker, so wird ein komplizierter Gärprozess in Gang gesetzt. In dessen Verlauf wandeln Hefen und Bakterien den Zucker in Säure und Zellulose um. Im weiteren Verlauf der Gärung entstehen die wertvollen Heilstoffe und Mikroorganismen, die das Kombuchagetränk mit vielen wertvollen Inhaltsstoffen bereichern und so gesund für den ganzen Körper machen.

Sehr wahrscheinlich ist die entgiftende und entsäuernde Wirkung des Gärgetränks für seine Heilungserfolge verantwortlich. Indem der Organismus Schlacken abbauen kann, regeneriert sich der gesamte Stoffwechsel, was wiederum zu einer stabileren Gesundheit führt.

Lebendige Vitalstoffe

Im Lauf der Zeit wurde Kombucha wieder und wieder analysiert, um dem Rätsel seiner starken Heilwirkung auf die Spur zu kommen. Jedoch konnten die erstaunlichen Heilerfolge, die mit Kombucha erzielt werden, bis heute nicht restlos geklärt werden. Fest steht zumindest, dass das Kombuchagärgetränk im Wesentlichen aus vier Inhaltsstoffen besteht, die alle ihren Beitrag zur Gesundheit des menschlichen Körpers leisten:

- Glukuronsäure wirkt entgiftend.
- Rechtsdrehende Milchsäure sorgt für eine gesunde Darmflora.
- Essigsäure regt den Stoffwechsel an und fördert die Verdauung.
- Polysaccharide stärken die Abwehrkräfte des Körpers.

Jüngste Forschungen legen nahe, dass diese Stoffe erst in ihrer im Kombuchagetränk äußerst vorteilhaften Kombination ihre volle Heilkraft entfalten können.

Kombucha enthält viele wertvolle Inhaltsstoffe, darunter auch Vitamine.

Die Vitalstoffe im Kombucha

Erst durch die Kombination verschiedenster Heilstoffe kann das Kombuchagetränk seine volle Kraft entfalten. Diese sind:

- Eisen, Kalium, Kalzium, Kupfer, Magnesium, Mangan, Natrium, Zink und andere Mineralstoffe
- Essigsäure für den Stoffwechsel
- Folsäure für die Körperzellen
- Glukuronsäure zur Entgiftung
- Hefejungzellen für den Darm
- Koffein
- Milchsäure für eine gesunde Darmflora
- Polysaccharide für die Abwehrkräfte
- Verschiedene Säuren wie Apfelsäure, Kohlensäure, Oxalsäure, Weinsäure, Zitronensäure
- Vitamin C für das Immunsystem
- Vitamine B1, B2, B6, B12 und Niazin für ein gesundes Nervensystem
- Vitamine D, E und K für Haut und Knochen

Im Kombuchapilz ist kein reines Koffein enthalten. Dies wird erst durch das Ansetzen mit grünem oder schwarzem Tee zugeführt. Die leicht anregende Wirkung fördert nicht nur Stoffwechselprozesse, sondern kurbelt auch den Kreislauf an.

Glukuronsäure zur Entgiftung

Die bedeutendste Säure im Kombucha ist die Glukuronsäure, die durch Zuckervergärung entsteht. Bei einem gesunden Menschen wird sie in ausreichendem Maß von der Leber selbst produziert. Egal ob Alkohol, Koffein, Medikamente, Nikotin oder Umweltgifte – die Glukuronsäure bindet diese Schadstoffe und macht sie ausscheidungsfähig.

Oft übersteigt die Menge der Gifte allerdings die Kraft unserer Leber, und die Schadstoffe lagern sich im Körper ab – mit verheerenden Folgen für unsere Gesundheit. Im Extremfall kann die schleichende Vergiftung des Körpers zum vollständigen Zusammenbruch des Stoffwechsels, der Verdauung und des Immunsystems führen. Es ist also äußerst wichtig, die Stoffwechselorgane, allen voran Leber und Nieren, bei der Reinigung des Organismus zu unterstützen. Am einfachsten und wirkungsvollsten lässt sich dies durch eine mehrtägige Trinkkur mit Kombucha erreichen.

Doch die Glukuronsäure kann noch mehr: In gebundener Form ist sie maßgeblich an der Bildung der Hyaluronsäure beteiligt. Diese äußerst wichtige Säure bildet eine Art Kittsubstanz in unserem Bindegewebe, ohne die die Bildung der Knorpelmasse, der Magenschleimhaut und des Augenglaskörpers praktisch nicht möglich wäre.

Eine Bindegewebsschwäche kann sich nicht nur äußerlich an der Haut zeigen, sondern auch chronische Erkrankungen zur Folge haben. Das ist der Fall, wenn das Bindegewebe nicht mehr in der Lage ist, Schadstoffe auszuleiten und den Organismus mit Vitalstoffen zu versorgen.

Entgiftung für Ihre Gesundheit

Harnuntersuchungen bei Patienten, die erstmalig Kombucha getrunken hatten, ergaben, dass vermehrt Umweltgifte wie Blei, Quecksilber, Benzol und Cäsium im Urin ausgeschieden wurden. (Diese Stoffe waren im Getränk nicht nachzuweisen.)

Bei kurmäßiger Anwendung von Kombucha wird der ganze Organismus nachhaltig von Giften und Schadstoffen gereinigt. Dies führt gleichzeitig zu einer Entlastung und Stärkung des Immunsystems. So kann der Körper bei jeder Krankheit unterstützt werden.

Durch die entgiftende Wirkung der Inhaltsstoffe wird auch das gefürchtete LDL-Cholesterin verringert. Auch die sonst sehr schwer löslichen Harnsäureablagerungen werden durch Kombucha in eine wasserlösliche Form gebracht und können den Körper verlassen (wichtig für Gichtkranke!). Ablagerungen in den Gefäßen werden gestoppt bzw. verlangsamt.

Essigsäure als Stoffwechselmotor

Essigsäure hat eine vitalisierende, anregende Wirkung auf den gesamten Stoffwechsel. Kombucha besitzt daher eine ganz ähnliche Wirkung wie das große Naturheilmittel Apfelessig.

Die Essigsäure nimmt den größten Anteil unter den im Kombucha enthaltenen Säuren ein. Sie ist auch eine der wichtigsten Säuren im menschlichen Körper, schließlich laufen sämtliche Stoffwechselvorgänge beim Menschen über das Zwischenprodukt Essigsäure. Von dieser verbraucht der Organismus am Tag annähernd 100 Gramm. Essigsäure unterstützt den Organismus beim Abbau von Fetten und Kohlenhydraten wie auch bei der Verwertung von Eiweiß.

Die wohltuende Wirkung von Essig

Essig regt die Sekretion der Speicheldrüsen an, was zu einer besseren Verwertung der Nahrung führt. Menschen, die regelmäßig lebendigen, naturtrüben Essig zu sich nehmen, haben keine Cholesterinablagerungen in ihren Blutgefäßen. Der industriell hergestellte klare Essig enthält allerdings bedeutend weniger Vitalstoffe.

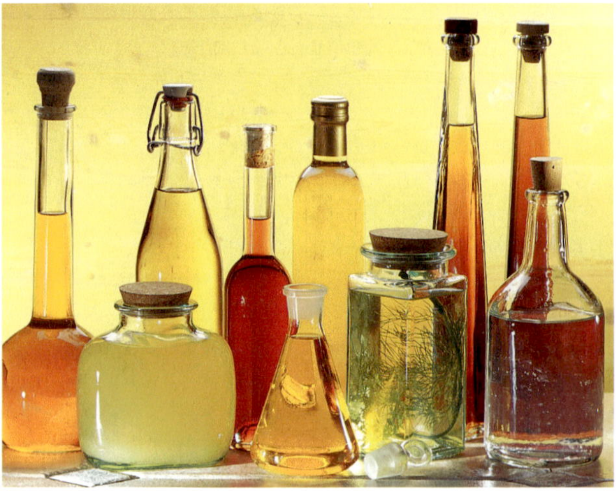

Essig gibt es in verschiedenen Sorten und Geschmacksrichtungen. Legen Sie doch ab und zu einen Essigtrinktag ein. Er entschlackt und regt den Stoffwechsel an.

Zünder im Zellstoffwechsel

- Essigsäure kurbelt den Stoffwechsel an und steuert den gesamten Organismus.
- Durch ihre stoffwechselaktivierende Wirkung hilft sie den Zellen bei der Entgiftungsarbeit.
- Auf den Säure-Basen-Haushalt übt sie einen regulierenden Einfluss aus.
- Sie wirkt stark keimtötend und vernichtet Fäulnisbakterien im Verdauungstrakt.
- Sie fördert die Harnausscheidung und hilft dadurch bei Wasseransammlungen im Gewebe.

Bestimmen Sie die Dosis selbst

Das Kombuchagetränk, das je nach Gärdauer mehr oder weniger Essigsäure enthält, bietet Ihnen die Möglichkeit, diesen wichtigen Stoffwechselzünder ständig frisch herzustellen und je nach Bedarf anzuwenden. Und Sie können durch die Gärdauer darüber entscheiden, wie viel Essigsäure in Ihrem Getränk entstehen soll. Durch Experimentieren werden Sie schnell feststellen, wie viel Ihnen gut tut.

Wenn Sie das Kombuchagetränk wie im Rezepteteil angegeben rühren, entstehen weniger Gesamtsäuren, dafür entwickeln sich die Hefejungzellen als wichtige Vitamin- und Enzymlieferanten besser, was das vermehrte Aufschäumen (Kohlensäure) zeigt. Wenn Sie das Gärgetränk ohne zu rühren stehen lassen, entwickeln sich weniger Hefen und mehr Essigbakterien.

Sie können das Getränk im Wechsel auf beide Arten herstellen und je nach Wunsch beide mischen. Um gesund zu bleiben, sind beide Stoffe wichtig: die Vitamine und Enzyme der Hefen wie auch die verschiedenen organischen Säuren.

Enzyme, wie sie beispielsweise in Hefen vorkommen, sind für den Verdauungsprozess unerlässlich. Sie versorgen die Zellen mit Biostoffen, regulieren den Fettstoffwechsel, bauen giftige Stoffe ab und sorgen für reibungslose Zellfunktionen.

Rechtsdrehende Milchsäure

Rechtsdrehende Milchsäure, auch L(+)-Milchsäure, ist ein Abfallprodukt aus dem Kohlenhydratstoffwechsel. Auch sie ist ein wesentlicher Bestandteil des Kombuchagärgetränks. Sie wird von den Milchsäurebakterien in der Kombuchakultur hergestellt.

Die L(+)-Milchsäure aktiviert im Gehirn und im gesamten Körper die Sauerstoffatmung der Zellen und gilt somit als bedeutender Energielieferant. Sie ist also nicht nur für das körperliche Wohlbefinden unerlässlich, sondern fördert auch die geistige Vitalität und Belastbarkeit. Eine wertvolle Nervennahrung, die viel dazu beiträgt, Stresssituationen des Alltags besser überstehen zu können.

Für das Immunsystem hat die Milchsäure außerdem noch jede Menge an schützendem Vitamin C parat, das besonders während Erkältungs- und Grippezeiten vorbeugend wirkt.

Die rechtsdrehende Milchsäure kann vom Körper leichter verwertet werden als die linksdrehende, da sie sofort im Stoffwechsel aktiv wird. Jüngste Untersuchungen haben ergeben, dass der Organismus durch regelmäßige Zufuhr von rechtsdrehender Milchsäure auch besser vor Zellentartungen wie z. B. Krebs geschützt werden kann.

Fitness für den Darm

Bekanntlich findet sich die von Milchsäurebakterien (Laktobakterien) erzeugte Milchsäure auch im gesunden menschlichen Darm, wo sie neben anderen Säuren für die regelmäßige Stuhlentleerung zuständig ist. Sie stellt im Darm einen wesentlichen Schutz gegen krankheitsverursachende Bakterien, Viren und Pilze dar, speziell auch gegen Candida albicans.

Da das Gleichgewicht der Darmflora heute häufig durch Antibiotikagaben, Weißmehl- und Zuckerkonsum gestört ist, kann sich die gesunde Darmflora im Schutz der durch Kombucha zugeführten Milchsäure wieder regenerieren, wenn auf eine vollwertige Kost umgestellt wird. Außerdem verhindert Milchsäure die Vermehrung

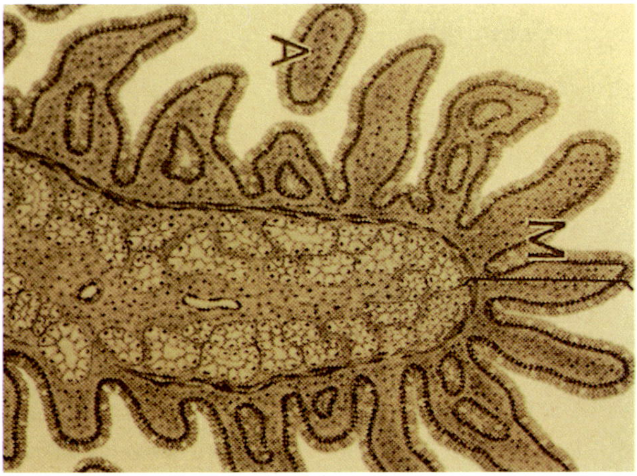

Wenn die Darmzotten von genügend Milchsäurebakterien umlagert werden, kann dieses saure Milieu im Darm dazu beitragen, dass unerwünschte Bakterien abgetötet, nützliche dagegen unterstützt werden.

von Fäulnisbakterien im Darm und macht es zahlreichen anderen Mikroorganismen grundsätzlich schwer, sich im Darm in ihrer Nähe aufzuhalten. Denn die Milchsäurebakterien produzieren bei ihrer Tätigkeit zahlreiche organische Säuren, die auf den überwiegenden Anteil des mikroskopischen Lebens wachstumshemmend wirken.

Fast jede chronische Krankheit weist auf eine gestörte Darmflora hin. Ohne eine grundlegende Darmsanierung stellen sich Heilungserfolge nur schwer ein.

Verbesserung des Darmmilieus

Durch die rechtsdrehende Milchsäure werden im Darm folgende positive Veränderungen bewirkt:

- Die »guten« Darmbakterien regenerieren sich.
- Der Stuhlgang wird regelmäßig und voluminös.
- Eine gesunde Darmflora drängt Gärungs- und Fäulnisbakterien sowie Pilze und entartete Kolibakterien im Darm zurück bzw. lässt diese gar nicht erst aufkommen. So attackiert sie beispielsweise schädliche Bakterien wie Salmonella typhimurium, den Auslöser von Darmentzündungen, und Escherichia coli, den Auslöser des berüchtigten Reisedurchfalls.

Muskelkater ade!

Eine Studie mit 30 Mitgliedern eines Radsportvereins ergab, dass bei den Sportlern so gut wie kein Muskelkater mehr auftrat, wenn sie während des sehr anstrengenden Trainings dreimal täglich ein Glas Kombucha zu sich nahmen. Zudem konnten sie ihre Leistungsfähigkeit um bis zu 66 Prozent steigern.

Dieses Ergebnis ist nicht verwunderlich. Muskelkater entsteht, wenn Muskeln bei Anstrengung nicht genügend Sauerstoff zugeführt wird. Der Stoffwechsel in den betroffenen Muskelzellen kommt zum Erliegen, und sie werden mit Stoffwechselendprodukten geradezu überfrachtet, was zur so genannten Übersäuerung des Muskels führt. Rechtsdrehende Milchsäure beugt dieser Ablagerung von Abfallstoffen vor, indem sie die Sauerstoffatmung der Zellen verbessert.

Sollte es doch einmal zu einer Übersäuerung der Muskelzellen gekommen sein, so wirkt die Milchsäure entgiftend und entschlackend. Deshalb ist es nicht verwunderlich, dass Menschen, die regelmäßig Kombucha trinken, keinen Muskelkater mehr bekommen. Die Übersäuerung des Muskels setzt nämlich erst sehr viel später oder überhaupt nicht mehr ein. Außerdem erholten sich alle Sportler trotz maximaler Anstrengung erstaunlich schnell.

Muskelkater oder Muskelverspannungen nach körperlichen Anstrengungen können auch auf einen zu niedrigen Magnesium- oder Kalziumspiegel hinweisen. Auch hier hilft Kombucha, da es reich an diesen lebensnotwendigen Mineralstoffen ist.

Andere wertvolle Inhaltsstoffe

Kombucha verdankt seine wohltuende Wirkung nicht nur den drei hauptsächlich vertretenen Säuren. Eine Vielzahl von anderen Vitalstoffen trägt schließlich dazu bei, dass das Kombuchagetränk eine derart breite Wirkstoffpalette aufweisen kann. Dies sind u. a.:

Hefe

Bei den im Kombuchagetränk vorkommenden Hefen handelt es sich vorwiegend um junge, vitale Hefezellen, die als Hefejungzellen bezeichnet werden. Hefe enthält wichtige essenzielle (= lebenswichtige) Aminosäuren, die die Grundlage der Globuline (Abwehrkörper) bilden. Sie können vom Körper nicht selbst gebildet werden, sondern müssen von außen zugeführt werden. Hefe enthält ferner den die Zellteilung fördernden Wuchsstoff Inosit und den Wachstumsfaktor Biotin (ein B-Vitamin). Überragende Bedeutung hat die Hefe als Vitaminlieferant, besonders für B-Vitamine.
Neben den Vitaminen sind die von den Hefezellen hergestellten Enzyme von größter Wichtigkeit. Sie sind Biokatalysatoren, also chemische Substanzen, die, ohne selbst verändert zu werden, chemische Reaktionen beschleunigen. Ohne Enzyme finden keine Zellatmung und kein Stoffwechsel statt. Sie aktivieren die komplizierte Arbeit aller Zellen und wirken somit stärkend auf den gesamten Organismus ein.

Ohne Biotin und die anderen B-Vitamine kann der Körper nicht überleben. Sie sind unerlässlich für den Knochenaufbau, das Nervensystem, den Energiehaushalt und eine gesunde Hautfunktion.

Polysaccharide (Vielfachzucker)

Polysaccharide sind reine Energieträger und biologisch höchst aktiv. Sie stärken beispielsweise die Mastzellen im Körper. Diese gehören zu den Immunzellen und helfen als solche dabei, uns vor Erkältungen und Infektionen zu schützen. Doch die Polysaccharide können noch mehr: Sie bilden die Grundsubstanz des Bindegewebes, bauen die Magenschleimhaut und den Glaskörper im Auge mit auf und sind einer der Grundbausteine von Knorpeln. Kombucha bietet also nicht nur einen hochwirksamen Abwehrschutz, sondern schützt vor Knorpelkrankheiten wie Arthrose.

Vielseitige Säuren

Kombucha weist eine große Palette an Säuren auf: Glukonsäure, Apfelsäure, Mostsäure, Weinsäure, Zitronensäure, Oxalsäure, Malonsäure, Bernsteinsäure usw. Auch diese Säuren haben wichtige Aufgaben in unserem Stoffwechsel. Die Glukonsäure z. B. ist vermutlich in der Lage, Blasensteine aufzulösen.

Glukonsäure kann die menschliche Leber auch selbst bilden. Sie dient als Baustein u. a. von Knorpeln, ist aber auch in der Lage, Giftstoffe zu binden, so dass diese ausgeschieden werden können.

Vitamine

Die Hefejungzellen erzeugen reichlich Vitamine. Dazu gehören die Vitamine B1, B2, B6, Niazin, B12 sowie Folsäure, Vitamin C, D, E und K. Ebenso treten auch die Leberschutzstoffe Cholin und Inosit in erstaunlich großer Konzentration auf.

Vitalstoffe gegen Umweltgifte

Durch die allgemein steigenden Belastungen aus der Umwelt werden diese Stoffe heute mehr denn je benötigt. Und die vitalstoffarme Ernährung des Fast-

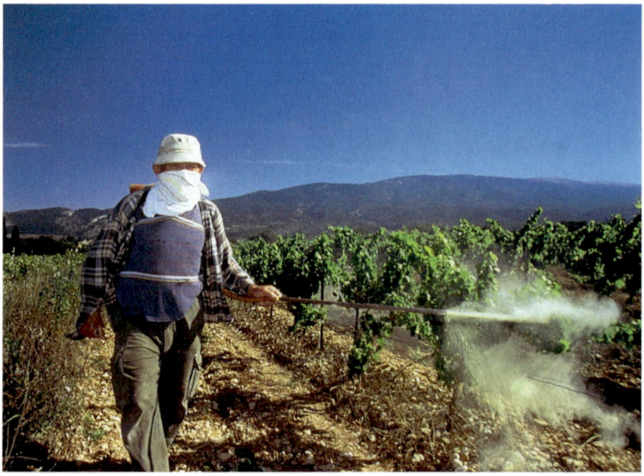

Kombucha kann zwar nicht alle Gifte abbauen, die wir in uns aufnehmen, aber er kann die Entgiftungsfunktion der Leber nachhaltig unterstützen.

foodzeitalters tut noch ihr Übriges dazu. Es werden nämlich nicht nur zu wenige dieser lebensnotwendigen Stoffe aufgenommen, sondern aufgrund der vielen Umweltgifte werden sie auch noch schneller abgebaut. So können die Organe des menschlichen Körpers nicht mehr uneingeschränkt arbeiten, und es kommt unweigerlich zu vielfältigen Erkrankungen. Regelmäßiger Genuss von Kombucha, einhergehend mit einer ausgewogenen Ernährung, sorgt jedoch dafür, dass derartige Versorgungsengpässe gar nicht erst entstehen.

Wie bei allen Naturheilmitteln kann es bei der Anwendung von Kombucha zu einer so genannten Erstverschlimmerung kommen. Das ist in der Regel ein positives Zeichen dafür, dass der Organismus gut auf das Heilmittel anspricht. Empfindliche Naturen sollten allerdings mit kleinen Dosierungen beginnen und diese dann allmählich steigern.

Genuss ohne Reue

Das Kombuchagetränk ist ein Kunstgriff der Natur mit vielen positiven Eigenschaften, der keinerlei unerwünschte Nebenwirkungen zeitigt. Im Gegensatz zu vielen Medikamenten, die an einer bestimmten Stelle des Organismus ansetzen, wirkt Kombucha auf den ganzen Körper. Er fördert den gesamten Stoffwechsel, stärkt das Immunsystem und steigert somit das Wohlbefinden. Wer allerdings unter stärkeren Beschwerden leidet, sollte vorsichtig mit der Dosierung sein und das Getränk gut verdünnen, damit nicht zu starke Reinigungs- bzw. Entschlackungsreaktionen einsetzen. Diese könnten dann als Unverträglichkeit missverstanden werden. Auch gibt es Fälle, in denen selbst der geringe Alkoholgehalt (0,5 bis 1,0 Prozent) als zu stark empfunden wird. In diesem Fall sollte Kombucha gut verdünnt mit Mineralwasser oder Apfelsaft (1 : 1) einige Zeit nach dem Essen getrunken werden. Sie können das Kombuchagetränk stattdessen auch gut durchschütteln oder verquirlen, so dass die Kohlensäure entweichen kann. Dieselbe Vorgehensweise empfiehlt sich auch, wenn das Kombuchagetränk Kindern verabreicht wird.

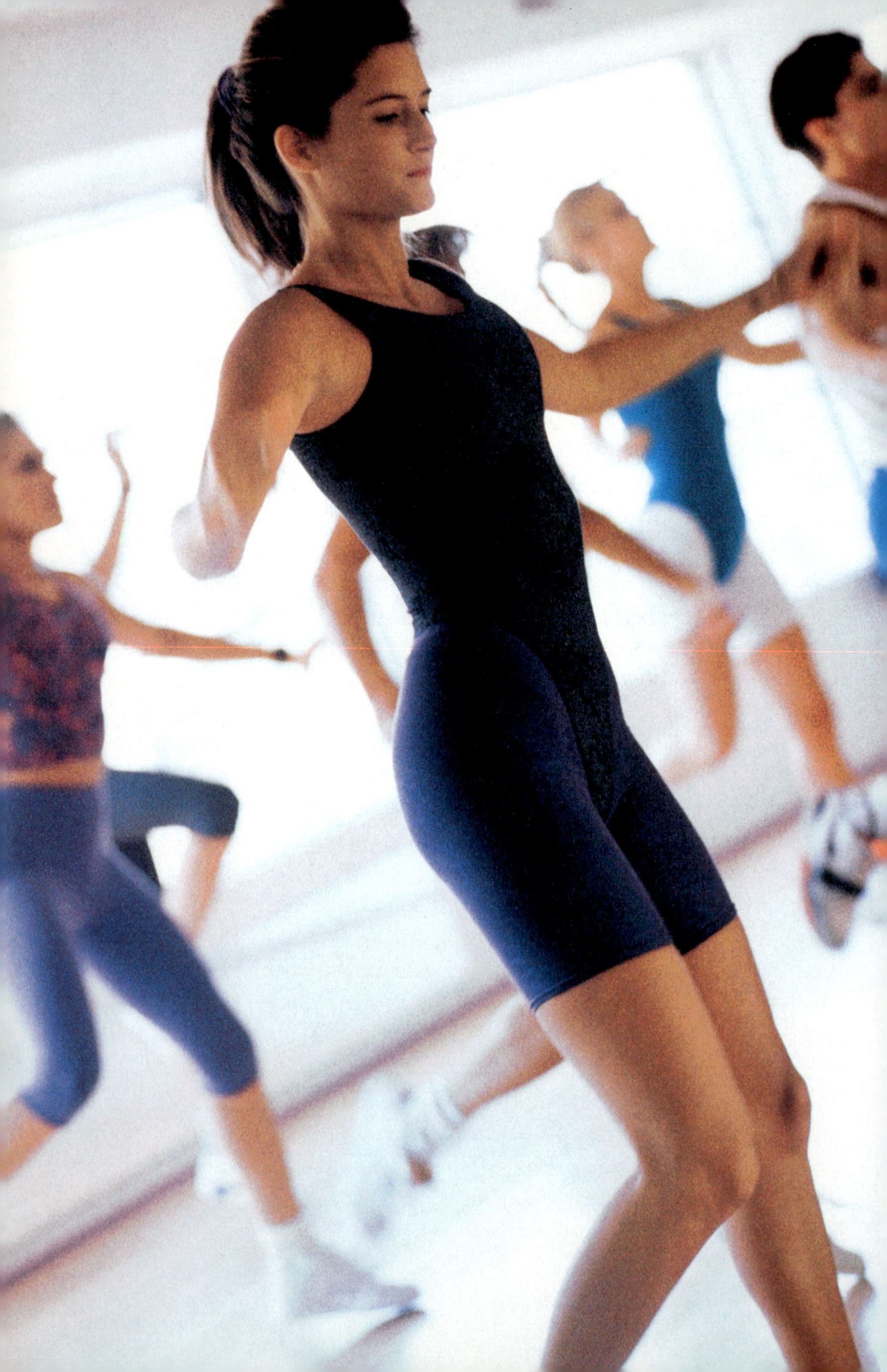

Rundum gesund mit Kombucha

In einem gesunden Stoffwechsel werden alle störenden Belastungsstoffe aufgespalten und über die natürlichen Ausscheidungswege aus dem Körper geschafft. Dazu bedarf es vielfältiger Bausteine, wie Vitamine, Aminosäuren, Mineralien, Spurenelemente usw. Leider ist die Versorgung mit diesen wichtigen Vitalstoffen bei unserer modernen Ernährung nicht mehr gewährleistet. Chemische Behandlung und Genmanipulation der Nahrungsmittel, Verarmung der Böden, saurer Regen und nicht zuletzt unsere Ernährungssünden haben dazu geführt, dass immer mehr Menschen unter Mangelerscheinungen und Zivilisationskrankheiten leiden.

Wer wirklich auf seine Gesundheit achten möchte, kommt um eine vollwertige Ernährung nicht herum. Lebensmittel aus Konserven oder Fertigprodukte mit künstlichen Zusatzstoffen sowie sämtliche Weißmehlerzeugnisse enthalten keine lebendigen Biostoffe mehr.

Ein wichtiger Vitalstofflieferant

Unter diesem Gesichtspunkt gewinnt ein Vitalstoffelixier wie der Kombucha zunehmend an Bedeutung. Der Vitalstoffreichtum und die einzigartige Kombination an wertvollen Mikroorganismen, die nicht zu Unrecht oft auch Stoffwechselzünder genannt werden, sorgen dafür, dass Ernährungssünden aufgefangen und daraus resultierende Störungen und Krankheiten geheilt oder zumindest gelindert werden können.

Die Wirkungsweise von Kombucha

Kombucha nimmt auf vielfältige Weise Einfluss auf den menschlichen Organismus. Die wohltuende Wirkung der einzelnen Inhaltsstoffe kommt aber erst durch deren Kombination voll zur Entfaltung.

Fit mit Kombucha: Der Gesundheitstrunk wirkt auf den ganzen Organismus.

Der Körper erneuert seine Zellen regelmäßig. Manche haben eine Lebensdauer von wenigen Stunden, andere von mehreren Jahren. Um dem Organismus bei der laufenden Produktion neuer und gesunder Zellen zu helfen, sollte man ihm genügend Vitalstoffe und Enzyme zuführen und ihn beim Entgiften unterstützen.

- **Aktivierung des Zellstoffwechsels:** Der Zellstoffwechsel ist für alle Aufbau- und Erneuerungsprozesse im Körper verantwortlich. Regelmäßiger Verzehr von Kombucha führt dazu, dass der Energiestoffwechsel in den einzelnen Zellen angekurbelt wird. Dadurch können sie atmen, wachsen und sich vermehren, was insofern bedeutsam ist, als sich unser Körper laufend regeneriert. Verbrauchte Zellen werden abgestoßen oder ausgeschieden, frische Zellen nachgebildet.
- **Entgiftung und Entschlackung:** Der verbesserte Zellstoffwechsel wirkt wiederum direkt auf unser Organsystem, besonders auf die Leber. Bei einem funktionierenden Stoffwechsel werden sämtliche Gifte in der Leber gebunden und über Galle und Darm bzw. Nieren und Harn ausgeschieden. Ist der Stoffwechsel jedoch gestört, lagern sich die Schadstoffe im Körper ab und werden zur Ursache vielfältiger Beschwerden. Hier setzt Kombucha an: Die Glukuronsäure verbindet sich mit diesen Giftstoffen und sorgt dafür, dass der Körper von ihnen befreit wird.
- **Stärkung des Immunsystems:** Führt man sich vor Augen, dass der Verdauungstrakt das zentrale Organ unseres Immunsystems ist, wird klar, dass durch eine Gesundung des Darms das gesamte Immunsystem und somit unser Wohlbefinden nachhaltig beeinflusst wird. Doch auch die im Kombucha enthaltenen Polysaccharide (Vielfachzucker) tun ihr Übriges dazu. Sie füttern die Immunzellen mit Energie und mobilisieren die Abwehr bei eindringenden Krankheitserregern.
- **Darmgesundung:** Bei regelmäßiger Einnahme von Kombucha wird sein wohltuendender Einfluss auf die Tätigkeit des Verdauungstrakts und hier besonders auch die Darmflora besonders deutlich. Dies rührt daher, dass sich im Schutz von Kombucha positive und ge-

sundheitsfördernde Bakterien und Mikroorganismen ausbreiten können, wohingegen pathogene (krank machende) Bakterien zurückgedrängt werden. Schädlichen Bakterien wie z. B. Salmonella typhimurium, dem Auslöser von Darmentzündungen, und Escherichia coli, dem Auslöser von starken Durchfallerkrankungen, wird somit schnell der Garaus gemacht.

▸ **Natürliches Antibiotikum:** Kombucha ist besonders reich an so genannten Flechtensäuren, beispielsweise Usninsäure, die stark antibiotisch wirkt und damit vor Krankheitserregern schützen kann. Ein weiteres im Kombucha natürlich vorkommendes Antibiotikum ist die rechtsdrehende Milchsäure. Sie kann die Verbreitung von Darmfäulnis verursachenden Bakterien unterdrücken oder aufhalten.

Der Darm ist die wichtigste Immunzentrale des Körpers. Erreger, die dort nicht vernichtet werden, belasten den Organismus langfristig.

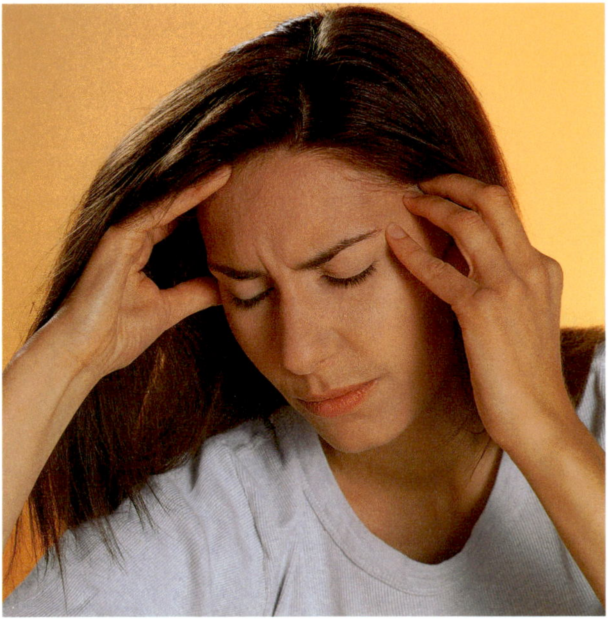

Die entschlackende und reinigende Wirkung von Kombucha lässt bei regelmäßiger Einnahme auch Kopfschmerzen wirksam verschwinden.

Natürlicher Aufbau der Darmflora

Über eines sind sich alle Fachleute einig: Kombucha regeneriert die Darmflora und stärkt die Organe des gesamten Verdauungstrakts. So wird besonders die Tätigkeit von Bauchspeicheldrüse, Gallenblase und Leber angeregt. Außerdem werden Kohlenhydrate, Fette und Eiweiße besser aufgespalten. Der Appetit stellt sich wieder ein, der Stuhlgang wird normal, und schwer verdauliche Speisen werden besser vertragen.

Um die Verdauungsorgane zu unterstützen, sollten Sie nicht zu große Mengen essen, die Speisen gut kauen und gegen Abend keine opulenten Mahlzeiten mehr zu sich nehmen. Mit einer Kombuchakur können Sie Ihr Verdauungssystem zusätzlich regulieren, so dass sich auch schlechte Essgewohnheiten ausgleichen lassen.

Der Mensch ist so gesund wie seine Darmflora

Der menschliche Kot besteht zu einem Drittel aus abgestorbenen Bakterien. Haben wir entartete Darmbakterien, die statt der notwendigen verschiedenen Säuren und Vitamine nur noch Belastungsstoffe produzieren, brauchen wir uns über unreine Haut, Müdigkeit, Gereiztheit, rheumatische Krankheiten, frühe Alterung und andere Beschwerden nicht zu wundern. Die entarteten Darmbakterien sind zur heimlichen Krankheitsursache geworden, denn statt schützender Stoffe produzieren sie nur massiv Gifte, Gärsäuren und Belastungsstoffe aller Art. Nicht umsonst heißt es: Der Mensch ist so gesund wie seine Darmflora.

Bakterien – wichtige Helfer

In der gesunden Darmflora gibt es Darmbakterien, die Vitamine der B-Gruppe herstellen. Andere verwandeln einfache in essenzielle Aminosäuren. Auch schließen gesunde Darmbakterien schwer verdauliche Kohlenhydrate und Eiweiße auf und verhindern die Überwucherung mit krankheitsverursachenden Bakterien und Pilzen. Dadurch wird die Arbeit der Abwehrzellen nachhaltig unterstützt.

Im Schutz von Kombucha kann sich die Darmflora regenerieren. Ganz besonders stabilisieren sich die wichtigen Kolibakterien, die fremde Keime verdrängen und wichtige Enzyme herstellen. Durch die antibiotische Kraft der rechtsdrehenden Milchsäure werden Darmfäulnis und schädliche Keime zurückgedrängt. Der pH-Wert von Kombucha entspricht in etwa dem pH-Wert eines gesunden Darmmilieus.

So kann die körpereigene positive Darmflora im Schutz von Kombucha wieder Fuß fassen. Die Gärungsbakterien und Candidapilze, die häufig den Stuhl zu sauer und dünnflüssig gemacht haben, verlieren ihren Lebensraum.

Durch den Verzehr von Ballaststoffen, wie sie vor allem in Gemüse und vollwertigem Getreide vorkommen, kann man sowohl chronische Verstopfung als auch Durchfall zum Abklingen bringen. Verzichten Sie bei Darmträgheit unbedingt auf Abführmittel, da diese die Darmflora zusätzlich schädigen.

Ein Wunderpilz gegen Darmerkrankungen

Der nicht zu Unrecht Wunderpilz genannte Kombucha zeigt besonders im Darm, was er kann. Durch seine ausgleichende Wirkungsweise verschafft er bei den verschiedensten Darmbeschwerden rasche und nachhaltige Linderung und Besserung.

- **Verstopfung:** Verstopfung ist ein Anzeichen dafür, dass sich ungesunde Keime im Darm angesiedelt haben. Die regelmäßige Zufuhr von Kombucha verbessert die Darmflora und verhilft zu einem geregelten, gesunden Stuhlgang. Es sind unsere eigenen gesunden Darmbakterien, die mit ihren Stoffwechselausscheidungen und verschiedenen Säuren für den Aufbau einer gesunden Darmflora verantwortlich sind.
- **Durchfall und Entzündungen:** Auch bei Neigung zu Durchfall bringt Kombucha schnelle Abhilfe. Durch die vielseitigen die gesunde Darmflora fördernden Stoffe verlieren Gärungserreger, die den dünneren Stuhl erzeugen, sehr schnell ihren Lebensraum. So kann eine entzündete Darmschleimhaut abheilen.

Wird das konzentrierte Getränk am Anfang noch als reizend empfunden, sollten Sie es gut verdünnen und möglichst nach bzw. zwischen den Mahlzeiten genießen. Das Gleiche gilt für den nervösen Magen, dem Kombucha ebenfalls sehr gut tut: Bei zu viel Magensäureproduktion sollte das Getränk nicht auf leeren Magen getrunken werden.

- **Candida albicans:** Auch wenn Ihr Kombucha noch eine angenehme Restsüße aufweist, brauchen Sie nicht zu befürchten, dass sich Hefepilze im Darm vermehren. Die vielseitigen Gesundungsstoffe stärken das Darmmilieu so sehr, dass krank machende Erreger und Pilze einfach ihren Lebensraum verlieren. Wie Erfahrungen zeigen, ist gerade das Kombuchagetränk geeignet, den Pilzen im Darm erfolgreich entgegenzutreten. Auch der oft beklagte Blähbauch, der den Candidapilzen im Darm zugeschrieben wird, bessert sich meist sehr bald durch regelmäßigen Kombuchagenuss.

Pilzinfektionen mit Candida albicans nehmen wieder zu. Zu der harmloseren Sorte gehört der so genannte Soor im Mund, der bei Säuglingen und Personen mit geschwächter Abwehrkraft auftritt.

Durchfall bei Kombuchagenuss? Keine Sorge!

Es können in seltenen Fällen am Anfang der Einnahme des Kombuchagetränks verstärkt Blähungen oder auch Durchfall auftreten. Dies zeigt an, dass sehr viele negative Keime innerhalb kürzester Zeit abgetötet wurden und schnell hinausgeschafft werden müssen. In diesem Fall handelt es sich also nicht um eine Unverträglichkeit, sondern um positive Reinigungsreaktionen des Darms. Beginnen Sie deswegen langsam mit der Kombuchakur. Leiten Sie Ihre Kur am besten mit zweimal einem Likörglas – zwischen den Mahlzeiten getrunken – ein, und steigern Sie die Menge Schritt für Schritt, um nicht zu viel auf einmal in Gang zu setzen. Hat sich Ihr Körper erst einmal an das Getränk gewöhnt, können Sie bedenkenlos bis zu einem Liter täglich trinken.

Kombucha für ein stabiles Immunsystem

Die ganzheitliche Medizin setzt schon seit vielen Jahren auf eine Stärkung des Immunsystems, also der körpereigenen Abwehrkräfte. Zu Recht, denn die schwersten Krankheiten, die die Menschheit heute weltweit zu bekämpfen hat, wie Krebs, Tuberkulose, Infektionskrankheiten und AIDS, gehen auf eine Störung unserer Abwehrkräfte zurück. Auch Hautkrankheiten wie Neurodermitis bzw. alle Formen von allergischen Reaktionen sind durch fehlgesteuerte Immunreaktionen bedingt.

Die medizinische Forschung hat in den letzten Jahren zwar bahnbrechende Erkenntnisse gesammelt, und doch steckt sie mit ihrem Wissen immer noch in den Kinderschuhen. Das Immunsystem ist eine der komplexesten und bis heute noch am wenigsten erforschten Lebensfunktionen eines Organismus. Noch immer weiß man nicht genau, welche Zellen auf welche Reize überreagieren oder ihre Funktion sogar einstellen, welche Abwehrzellen beim Ausfall anderer deren Funktion übernehmen und welche Faktoren es tatsächlich sind, die letztlich einen reibungslosen Ablauf garantieren.

Fest steht, dass Gifte, Umwelteinflüsse, Alkohol, Nikotin und mangelnde Vitalstoffe dem Immunsystem schwer zu schaffen machen. Mindestens genauso wichtig aber sind psychische Faktoren, wie Dauerstress, Kummer und permanenter Leistungsdruck.

Wer sein Immunsystem unterstützen möchte, sollte sich vitaminreich ernähren, überflüssigen Stress abbauen und regelmäßige Kombuchakuren durchführen, um die Darmflora – die Hauptzentrale des Immunsystems – gesund und aktiv zu erhalten.

Vorsicht bei Pilzinfektionen: Candida albicans kann auch die inneren Organe befallen, allen voran den Darm. Ist dieser in seinem Funktionieren beeinträchtigt, wird man krankheitsanfälliger.

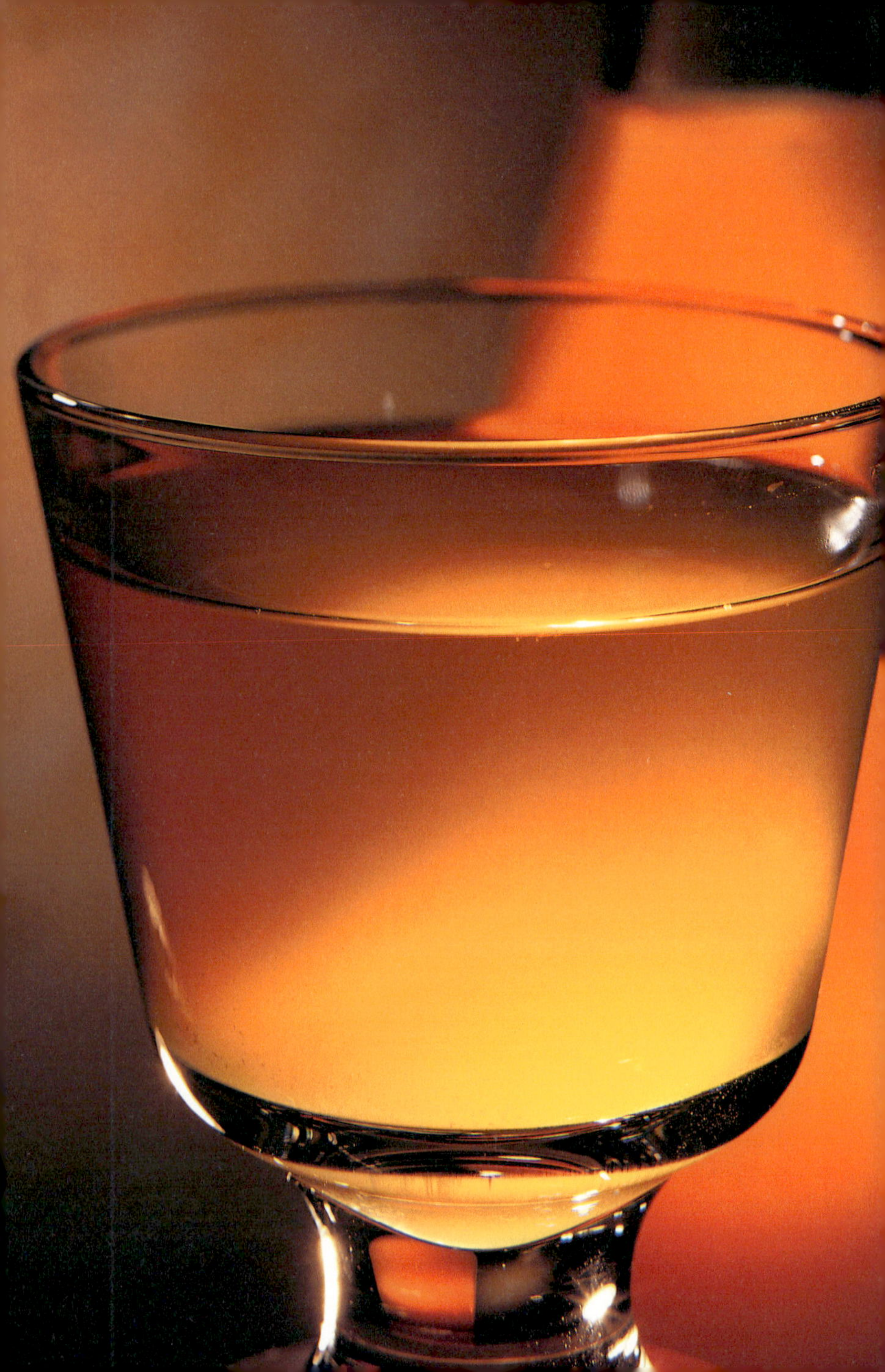

Selbstbehandlung mit Kombucha

In den vorangegangenen Kapiteln war bereits an vielen Stellen von der stabilisierenden Wirkung des Kombucha die Rede, die bei etlichen Leiden Linderung und oft genug auch Heilung bringt. Dieses Erfolge lassen sich noch unterstützen, wenn Sie bei der Zubereitung des Getränks verschiedene Heilkräuter einsetzen, die die Wirkung des Kombuchapilzes unterstützen.

Als ganzheitliches Heilmittel ist Kombucha vor allem dazu geeignet, die Gesundheit zu stabilisieren und, weil er die Abwehrkräfte stärkt, auch Krankheiten vorzubeugen.

Kombucha – ein Zaubertrank?

Bei der Erforschung des Kombuchagetränks wurden immer mehr Krankheiten und Beschwerden entdeckt, bei denen der Teepilz Linderung oder sogar Heilung verschafft. Dennoch muss darauf hingewiesen werden, dass der Kombucha kein Allheilmittel ist, obwohl die überwältigenden Heilerfolge dazu geführt haben, dass diesem Getränk geradezu wundersame, fast magische Kräfte zugeschrieben wurden.

Beim Einsatz von Kombucha für Heilzwecke geht es jedoch vielmehr darum, seine Wirkung so einzusetzen, dass er konkrete medizinische Maßnahmen begleitet und nicht für sich alleine wirkt. Dazu gehört die Unterstützung einer ärztlichen Therapie bzw. eine allgemeine Aktivierung der Selbstheilungskräfte des Körpers.

Ernste Krankheiten gehören in die Hände eines erfahrenen Arztes, Therapeuten oder Heilpraktikers. Im Anschluss an die folgenden Behandlungstipps soll deshalb auch auf mögliche Nebenwirkungen und Grenzen bei der Behandlung mit Kombucha eingegangen werden.

Auch wenn Kombucha kein Allheilmittel ist, können mit ihm sehr viele Leiden gemildert und gebessert werden.

Allergien

Eine Allergie deutet immer darauf hin, dass der Organismus überreizt ist und deshalb auf bestimmte Stoffe überreagiert. Es kann sehr langwierig sein, die auslösenden Wirkstoffe zu finden, doch der Aufwand lohnt sich. Wenn Sie zudem eine Kombuchakur durchführen, verhelfen Sie Ihrem Abwehrsystem zu neuen Kräften.

Rund 20 Prozent aller Deutschen leiden bereits an allergischen Beschwerden. Ob Nahrungsmittelunverträglichkeit, Heuschnupfen, Kontaktallergien, Neurodermitis oder allergisches Bronchialasthma – immer mehr Menschen reagieren übersensibel auf ansonsten harmlose Stoffe. Die Ursachen von Allergien sind zunächst sicherlich in der wachsenden Umweltverschmutzung, in der daraus resultierenden Belastung unserer Lebensmittel und in einer ungesunden Ernährungsweise zu suchen. Dadurch kommen wir mit immer neuen Substanzen in Kontakt, auf die sich unser Immunsystem erst einstellen muss. Das Abwehrsystem eines Allergikers kann hier nicht angemessen reagieren. Allergien können jedoch auch erblich oder psychisch bedingt sein. Denn auch durch Stress und dauerhafte Anspannung wird das Immunsystem belastet.

Kombucha bei Allergien

Da bei Allergikern das Immunsystem überempfindlich und nicht angemessen auf bestimmte Stoffe reagiert (man spricht hier auch oft von einer Überreaktion des Immunsystems), wird der Ansatzpunkt einer Behandlung deutlich: Das Immunsystem muss wieder ins Gleichgewicht gebracht und die körpereigene Abwehr gestärkt werden. Kombucha eignet sich hier besonders gut, da sein hoher Gehalt an Polysacchariden einen hochwirksamen Abwehrschutz aufbaut. Kurmäßig über einen längeren Zeitraum getrunken, schützt er das Abwehrsystem und vermindert die Überempfindlichkeit des Organismus bestimmten Substanzen gegenüber. So werden allergische Reaktionen gelindert oder bleiben sogar ganz aus.

Ihr persönlicher Gesundheitsplan

Führen Sie mehrmals jährlich eine Kur mit Kombucha durch. Sie sollte mindestens über 6 Wochen gehen. Trinken Sie dabei 3-mal täglich 0,1 Liter. Zur Harmonisierung des Immunsystems können Sie Kombucha darüber hinaus in Kombination mit den folgenden Heilkräutern anwenden:

- Hagebutte, als Vitamin C-Spender zur allgemeinen Abwehrstabilisierung
- Schlüsselblume, besonders bei allergischem Bronchialasthma
- Stiefmütterchen, besonders bei allergischen Hautentzündungen

Psychische Faktoren sind vor allem bei Asthma ein Thema. In schweren Fällen empfiehlt sich neben der medizinischen Behandlung der Rat eines Psychotherapeuten, um den Ursachen des Leidens auf den Grund zu kommen.

Das können Sie sonst noch tun

Mit einigen einfachen Verhaltensregeln können Sie Ihre Allergieanfälligkeit positiv beeinflussen und langfristig Ihren Zustand verbessern:

- ▶ Achten Sie auf eine vollwertige Ernährung mit naturbelassenen Nahrungsmitteln und ausreichend Vitaminen und Mineralstoffen.
- ▶ Streichen Sie Zucker und Zuckerhaltiges aus Ihrem Speiseplan. Diese Krankmacher können Sie problemlos durch natürliche Süßmittel wie Honig, Melasse, Ahornsirup, Rosinen und Feigen ersetzen.
- ▶ Ersetzen Sie unter Umständen Kuhmilch durch Soja- oder Mandelmilch. Dies kann sich besonders bei allergischem Asthma und allergischen Hautekzemen positiv auf den Heilungsprozess auswirken.
- ▶ Führen Sie täglich abwehrregulierende Anwendungen, beispielsweise Wechselduschen und Trockenbürsten, durch. Auch ein Saunabesuch pro Woche stärkt die Abwehrkräfte und das Immunsystem.

Arthritis und Arthrose

Im Anfangsstadium verursachen diese Gelenkerkrankungen oft außer gelegentlich auftretender Steifheit der Gelenke wenig Beschwerden. Doch im weiteren Verlauf der Krankheit treten länger anhaltende Schwellungen und auch Entzündungen der Gelenke auf, die mit Schmerzen bei Bewegung oder Druck einhergehen.

Arthrose ist eine Abnutzungserscheinung der Gelenke und tritt deshalb vorwiegend bei älteren Menschen auf. Sie ist auch nicht mehr rückgängig zu machen. Unter Arthritis versteht man hingegen eine vorübergehende oder chronische Gelenkentzündung.

Gelenkentzündungen sind zum einen Folge einer dauerhaften Überbeanspruchung der Gelenke – etwa durch körperliche Arbeit oder Übergewicht. Zum anderen können sie aber auch von einer ungünstigen Stoffwechselsituation herrühren, wenn etwa der Stoffwechsel träge ist und seine Aufgaben nicht mehr richtig erfüllt, oder wenn der Körper durch schlechte Ernährung derart mit Schadstoffen überfrachtet ist, dass er die Ausscheidung dieser Stoffe nicht mehr bewältigen kann. Zudem erhöhen regelmäßiger Alkohol-, Nikotin- und Kaffeekonsum sowie mangelnde Bewegung das Risiko, an Arthrose oder Arthritis zu erkranken. Auch Verformungen der Gelenke sowie bestimmte Stoffwechselkrankheiten wie etwa Gicht können zur Entstehung einer Arthrose führen.

Kombucha bei Arthritis und Arthrose

Die im Kombucha enthaltene Glukuronsäure unterstützt den Körper bei seinen Entgiftungs- und Entschlackungsprozessen. Sie bindet schädliche Giftstoffe und Schlacken an sich und transportiert sie so aus den Körpergeweben. Durch die sanfte Aktivierung des Zellstoffwechsels kann mit dem regelmäßigen Genuss von Kombucha arthritischen Beschwerden wirksam vorgebeugt und bei bereits bestehenden Leiden spürbare Linderung erzielt werden.

Ihr persönlicher Gesundheitsplan

Zur Linderung und Vorbeugung arthritischer Beschwerden sind regelmäßige Trinkkuren mit Kombucha über einen längeren Zeitraum ratsam. Führen Sie eine solche Kur mindestens 6 bis 7 Wochen lang durch. Nehmen Sie täglich mindestens 0,4 Liter, verteilt auf 3 bis 4 Portionen, in kleinen Schlucken zu sich.

Zur Vorbeugung wie zur Behandlung von Arthritis können Sie Kombucha darüber hinaus in Kombination mit den folgenden Heilkräutern anwenden:

Birkenblätter, Brennnesselblätter, Gartenraute, Hauhechelwurzeln, Schwarze Johannisbeeren, Löwenzahnwurzeln, Wacholderbeeren und Zinnkraut.

Studien haben belegt, dass Arthritispatienten nach einer Kombuchakur deutlich weniger Schmerzen verspürten und rascher auf Medikamente verzichten konnten.

Das können Sie sonst noch tun

Zur Linderung und Vorbeugung arthritis- und arthrosebedingter Beschwerden sollten Sie folgende Ratschläge befolgen:

- Achten Sie auf eine gelenkschonende Bewegung. Vor allem, wenn Hüft-, Knie- und Fußgelenke betroffen sind, empfiehlt es sich, Dauerlaufen, langes Stehen sowie schweres Tragen weitgehend zu vermeiden.
- Schwimmen, leichte Wanderungen und Gymnastikübungen, die die Beweglichkeit der Gelenke fördern, sind dagegen erlaubt, ja sogar erwünscht.
- Nehmen Sie verstärkt Kalzium und die Vitamine C, E sowie Vitamine der B-Gruppe zu sich.
- Trinken Sie regelmäßig Frischpflanzensäfte, beispielsweise Birken-, Brennnessel- und Wacholdersaft. Diese erhalten Sie bereits fertig zubereitet in Apotheken oder Reformhäusern.
- Reduzieren Sie Ihren Konsum an Fleisch- und Wurstwaren, da diese die Harnsäurebildung anregen.

Blasenentzündung

Vorbote einer akuten Blasenentzündung ist meist zunehmender Harndrang, der mit immer stärkeren Schmerzen einhergeht. Meist geht dabei nur wenig Urin ab. Nach einiger Zeit verändert sich der Harn, wird trüb, und oft finden sich Blutspuren im Urin. Ein weiteres Symptom sind krampfartige Schmerzen nach dem Wasserlassen, besonders unter dem Schambein.

Behandeln Sie eine Blasenentzündung sofort, wenn Sie erste Anzeichen verspüren. Wird sie nicht ausgeheilt, wandern die Bakterien in die Nierenregion und können dort sehr schmerzhafte und langwierige Entzündungen verursachen.

Ursachen dieser sehr unangenehmen Krankheit, die mitunter auch chronisch werden kann, sind Auskühlung und psychische Faktoren. Sie schwächen die Abwehrkräfte derart, dass Bakterien in der Blase eine Entzündung auslösen. Die fremden Keime gelangen entweder über die Harnröhre in die Blase, oder sie befinden sich bereits in Blut und Lymphflüssigkeit. Frauen sind weitaus häufiger von Blasenentzündungen betroffen als Männer, da die weibliche Harnröhre kürzer ist als die des Mannes. Deshalb haben Bakterien ein leichtes Spiel, denn sie können von der Mündung der Harnröhre direkt in die Blase vordringen.

Kombucha bei Blasenentzündungen

Der Kombuchatee stellt ein natürliches Antibiotikum dar. Grund dafür ist sein Gehalt an Usninsäure und rechtsdrehender Milchsäure, die beispielsweise auch in Joghurt zu finden ist. Dies erklärt, warum Kombucha dabei hilft, den krank machenden Bakterien in der Blase den Garaus zu machen und auch deren Eindringen schon im Vorfeld zu verhindern. Zudem kommt auch hier wieder der stärkende Effekt auf das Immunsystem zum Tragen, denn Blasenentzündungen stellen sich vor allem bei einer Schwächung der körpereigenen Abwehrkräfte ein.

Ihr persönlicher Gesundheitsplan

Folgende Teemischungen haben sich bei Blasenentzündungen bewährt:

- **Mischung 1:** je 1 Teil Löwenzahnblätter und -wurzeln, Ringelblumenblüten, Schachtelhalmtriebe und Weidenröschenblätter
- **Mischung 2:** je 1 Teil Hirtentäschelkraut, Jasmin, Queckenwurzel, Ringelblumenblüten und Sauerampferblätter

Um diese Mischungen zu variieren, können Sie alternativ die folgenden Heilpflanzen verwenden: Bärentraubenblätter, Birkenblätter, Erdbeerblätter, Hauhechel, Holunder, Indischer Nierentee (Orthosiphonblätter), Liebstöckel, Maisbarthaare und Preiselbeeren.

Bei Kräutermischungen kommen jeweils 10 Gramm (entspricht etwa 2 gehäuften Teelöffeln) des Krauts auf 1 Liter Wasser. Besorgen Sie sich die Kräuter im Reformhaus, in der Apotheke oder in einem Kräuterladen. Nur so können Sie sicher sein, dass sie nicht chemisch behandelt sind.

Das können Sie sonst noch tun

Bei akuten Blasenentzündungen und zur Vorbeugung sollten Sie folgende Ratschläge befolgen:

- Wichtigste Grundregel: Trinken Sie so viel wie möglich! Egal ob Kräutertees, Mineralwasser oder Säfte – je naturbelassener, desto besser. Säurehaltige Getränke sowie Kaffee, schwarzer Tee und Alkohol sind jedoch vorübergehend tabu, denn sie reizen zu sehr. Zwei Liter pro Tag sind das Minimum.
- Sorgen Sie stets für warme Füße und einen warmen Unterleib – mit Wollsocken, warmer Unterwäsche, Wärmflasche und warmen Fußbädern, die sich auch sehr gut zur Vorbeugung eignen.
- Wechseln Sie nach dem Schwimmen sofort die Badekleidung.
- Stärken Sie Ihre Abwehrkräfte, etwa durch Wechselduschen, Sauna und Massagen.

Erhöhte Cholesterinwerte

Ein erhöhter Cholesterinspiegel zählt zu den häufigsten Zivilisationskrankheiten unserer Tage: Beinahe 40 Prozent der Bevölkerung leiden in Westeuopa unter der Zunahme der Blutfettwerte. Bedenkt man, welche gesundheitlichen Schäden dies nach sich zieht, wirkt diese Zahl erschreckend. Eine Erklärung dafür ist, dass erhöhte Cholesterinwerte zunächst keine Beschwerden verursachen und so über lange Zeit hinweg unerkannt bleiben. Wenn sich dann die Folgen des dauerhaften Fettüberschusses im Blut – Stoffwechselerkrankungen, Durchblutungsstörungen, Gefäßverkalkung (Arteriosklerose) bis hin zum Herzinfarkt – einstellen, wird eine Heilung immer schwieriger.

Die Ursachen der erhöhten Cholesterinwerte liegen überwiegend in einer zu fettreichen Ernährung und in erhöhtem Alkoholkonsum. Seltener liegt eine Fettstoffwechselstörung zugrunde, die entweder vererbt ist. Sie kann aber auch durch eine Störung der Kortisonproduktion sowie des Kohlenhydrat-, Eiweiß- und Fettstoffwechsels erworben werden.

Hohe Cholesterinwerte lassen sich nur durch eine vom Arzt empfohlene Diät langfristig wieder senken – Kombucha ist dabei ein unterstützendes Heilmittel. Während der Kur sollten Sie unbedingt auf alle Reizmittel, zu viel Kaffee und vor allem Alkohol verzichten.

Kombucha bei erhöhtem Cholesterinwert

Die nachgewiesene cholesterinsenkende Wirkung des Kombuchagärgetränks wird von zahlreichen positiven Berichten von Patienten mit zu hohem Cholesterinspiegel anschaulich belegt. Die erstaunliche Wirkung von Kombucha beruht hier auf der Funktionsweise von bestimmten Mikroorganismen. Sie sind in der Lage, Cholesterinablagerungen an den Blutgefäßwänden aufzuspüren und in eine leicht lösliche Form zu überführen. In dieser Form können sie dann problemlos vom Körper ausgeschieden werden.

Ihr persönlicher Gesundheitsplan

Führen Sie zur Senkung der Blutfette 3-mal pro Jahr eine mehrwöchige Trinkkur mit Kombucha durch. Sie sollte mindestens 6 Wochen andauern, gerne auch länger. Nehmen Sie dabei täglich 2-mal 0,1 Liter des Getränks zu sich.

Bevorzugen Sie kaltgepresstes Olivenöl zur Zubereitung von kalten Gerichten, Rohkost und Salaten. Es enthält wichtige essenzielle Fettsäuren, ist reich an Vitamin E und beugt hohen Cholesterinwerten vor.

Das können Sie sonst noch tun

Wenn bei Ihnen erhöhte Cholesterinwerte im Blut festgestellt wurden, sollten Sie die folgenden Ratschläge befolgen:

- Essen Sie viel frisch gepressten Knoblauch, am besten vier Gramm täglich. Viele wissenschaftliche Studien bescheinigen der gesunden Knolle eine cholesterinsenkende Wirkung.
- Der Hauptteil Ihrer Ernährung sollte aus Gemüse, Salaten, Obst und Milchprodukten bestehen. Fette und Fetthaltiges sollten Sie weitgehend meiden. Streichen Sie auch Weißmehlerzeugnisse, Süßigkeiten und weißen Zucker von Ihrem Speiseplan.
- Legen Sie einmal pro Woche einen Obst- oder Kartoffeltag ein, denn das hilft dem Körper, überschüssige Blutfette abzubauen.
- Machen Sie einen Bogen um Genussmittel wie Alkohol und Nikotin, denn sie schädigen die belasteten Blutgefäße zusätzlich. Kaffee ist nur in Maßen zu empfehlen, vor allem, wenn er stark geröstet ist.
- Bauen Sie überflüssige Pfunde ab. Das entlastet den gesamten Körper. Gegen Übergewicht helfen regelmäßige Bewegung zusammen mit einer Diät, die zur Senkung des Blutfettspiegels empfohlen wird, ganz besonders.

Erkältung

Eigentlich müssen die charakteristischen Symptome dieser Volkskrankheit nicht mehr genannt werden – wer hat sie nicht schon am eigenen Leib erlebt? Schluckbeschwerden, Halsschmerzen, Heiserkeit, Schnupfen, Husten, Fieber, Schüttelfrost, allgemeines Schwächegefühl, Frösteln, Glieder-, Muskel- und Kopfschmerzen sowie Appetit- und Antriebslosigkeit.

Verantwortlich für all diese Übel sind in der Regel Unterkühlung und eine Schwächung des Immunsystems, wodurch sich die Abwehrfunktion der Atemwegschleimhäute vermindert. Auf diese Weise können Bakterien und Viren, bei Schnupfen beispielsweise die so genannten Rhinoviren, wesentlich einfacher als sonst zuschlagen.

Meiden Sie zu trockene Räume und rauchige Luft, wenn Sie empfindliche Bronchien haben. Grundsätzlich können Sie Erkältungen am besten vorbeugen, indem Sie sich regelmäßig bewegen, viel an der frischen Luft sind und sich zudem gesund ernähren.

Kombucha bei Erkältungen

Die abwehrsteigernde Eigenschaft von Kombucha kann und sollte man sich auch bei Erkältungen zunutze machen. Dazu kommt, dass der Teepilz antibiotisch wirkt, wie in vielen Studien zweifelsfrei nachgewiesen werden konnte. Deshalb sollte man ihn in Erkältungszeiten bereits vorbeugend zu sich nehmen.

Weiterhin spricht für eine Behandlung mit Kombucha bei Erkältungskrankheiten, dass vor allem, wenn Sie dafür anfälliger sind, unter Umständen die Darmflora gestört ist, und die Verdauung nur unzureichend funktioniert. Dies wieder in den Griff zu bekommen, ist für den spritzig-herben Trunk kein Problem. Zu guter Letzt sei noch darauf hingewiesen, dass Kombucha Vitamin C enthält, also genau das, was der Körper bei Erkältungen sowie zu deren Vorbeugung dringend – und zwar in größerem Umfang als normalerweise – benötigt.

Ihr persönlicher Gesundheitsplan

Neben einer Trinkkur mit Kombucha, bei der Sie 3-mal täglich 0,1 Liter zu sich nehmen, empfehlen sich folgende Mischungen:

- **Mischung 1:** je 1 Teil Kamillenblüten, Melissenblätter, Holunderblüten, Löwenzahnwurzel und 2 Teile Lindenblüten
- **Mischung 2:** je 1 Teil grüner Tee, Odermennigkraut, Weißdornblüten und 2 Teile Schafgarbenkraut
- **Mischung 3:** je 1 Teil Kapuzinerkresseblätter, Holunderblüten, Berberitzenfrüchte und Fenchelfrüchte

Um diese Mischung zu variieren, können Sie alternativ folgende Heilpflanzen verwenden: Hagebuttenfrüchte, Huflattichblätter, Königskerzenblüten, Malvenblüten und Schlüsselblumenwurzeln.

Führen Sie auch nach einer Erkältung oder Grippe eine Kombuchakur durch. Die wertvollen Mineralien und Vitamine helfen Ihrem geschwächten Organismus jetzt ganz besonders auf die Sprünge.

Das können Sie sonst noch tun

Bei Erkältungen, besonders wenn Sie diese häufig haben, sollten Sie folgende Ratschläge befolgen:

- Wenn Sie Schüttelfrost und Fieber haben, sollten Sie für ein bis zwei Tage das Bett hüten – am besten so lange, bis Sie sich wieder besser fühlen.
- Geben Sie sich einen Vitamin-C-Stoß: Hierzu bieten sich Zitronen-, Schwarzer-Johannisbeer- und Sanddornsaft, Kiwis, Hagebuttentee und echinazinhaltige Präparate sowie natürlich Vitamin C in Pulver- oder Brausetablettenform (alles aus der Apotheke) an.
- Gehen Sie täglich, auch bei nicht so schönem Wetter, warm eingepackt spazieren. Achten Sie dabei besonders auf warme Füße.
- Lüften Sie Ihre Räume regelmäßig fünf bis zehn Minuten lang, und zwar mehrmals täglich.

Ermüdungserscheinungen

Immer mehr Menschen klagen heute über ständige Müdigkeit und Abgeschlagenheit. Kein Wunder, denn bedingt durch unsere hektischer werdende Umwelt und eine diesem Umstand angepasste Lebensweise fallen Ruhepausen, in denen wir wieder auftanken könnten, immer kürzer aus oder entfallen ganz. Da jedoch gleichzeitig die Anforderungen, denen wir uns stellen müssen, kontinuierlich größer werden, sind Körper, Geist und Seele permanent überlastet. Die Folgen sind chronische Erschöpfung und Müdigkeit. Neben einer dauerhaften Überbelastung können sich hinter Ermüdung auch Infektionen, Verdauungsstörungen sowie ein Mangel an einem bestimmten Mineralstoff oder Spurenelement verbergen.

Chronische Müdigkeit deutet immer auf eine Überlastung des Körpers und in den meisten Fällen der Psyche hin. Versuchen Sie nicht, sich dem Stress zu beugen, sondern nehmen Sie die Warnhinweise Ihres Körpers ernst, und ändern Sie Ihr Leben dahingehend, dass Ihnen mehr Zeit zur Regeneration bleibt.

Kombucha bei Ermüdungserscheinungen

Es liegt eigentlich auf der Hand, dass die geballte Heilkraft des Kombucha die Lebensgeister wieder weckt und erschöpften Zeitgenossen neuen Antrieb gibt. Denn alles, was der Teepilz enthält und bewirkt, ist dazu angetan, die Ursachen dauerhafter Müdigkeit zu beseitigen. Die reichhaltige Palette seiner wertvollen Vitamine und Mineralstoffe wirkt Mangelzuständen entgegen, die vielen verschiedenen Säuren bringen den Stoffwechsel auf Trab, sorgen für eine gesunde Bakterienflora im Darm und entschlacken und entgiften. Der antibiotische Effekt des Kombucha hält Krankheitserreger und damit auch Infektionen in Schach, die Durchblutung und der Zellstoffwechsel werden angeregt. Die aktivierende Wirkung auf das Immunsystem tut ihr Übriges, damit Sie sich bald wieder topfit und leistungsfähig fühlen.

Ihr persönlicher Gesundheitsplan

Bei chronischer Müdigkeit und Erschöpfung gibt es zwei bewährte Mischungen: Die eine sorgt morgens für mehr Energie, die andere bringt Ihnen einen tiefen und erholsamen Schlaf am Abend.

- **Mischung für morgens:** je 1 Teil Zitronengras und Rosmarinblätter und 2 Teile grüner Tee
- **Mischung für abends:** je 2 Teile Jasmin, Melissenblätter und Ehrenpreiskraut und 1 Teil Johanniskraut

Die Morgenmischung können Sie mit folgenden Heilpflanzen abändern: Mateblätter und Schafgarbenkraut. Für Variationen der Abendmischung eignen sich: Baldrianwurzeln, Labkraut, Löwenzahnwurzeln, Passionsblumenkraut, Pfefferminzblätter, Primelwurzeln und Zitronenmelissenblätter.

Kombucha gleicht eventuell vorhandene Mangelerscheinungen aus, indem er das Mineralstoffdepot im Körper wieder auffüllt.

Das können Sie sonst noch tun

Wenn Sie sich dauerhaft müde und abgeschlagen fühlen, sollten Sie folgende Ratschläge befolgen:

- Ernähren Sie sich vollwertig und vor allem möglichst vitamin- und mineralstoffreich.
- Beginnen Sie den Tag mit belebenden Wechselduschen.
- Gewöhnen Sie sich regelmäßiges Trockenbürsten an.
- Sorgen Sie für genügend Entspannungs- und Ruhepausen.
- Meiden Sie Genussgifte wie Nikotin und Alkohol. Auch das Weckmittel Koffein ist eher kontraproduktiv, denn der aufputschende Effekt hält meist nur kurzzeitig an, danach fühlen Sie sich umso schlapper. Außerdem verhindert Kaffeegenuss am Nachmittag erholsamen und ruhigen Schlaf in der Nacht.

Gicht

Bei dieser Stoffwechselstörung produziert der Körper zu viel Harnsäure, die nicht über die Nieren ausgeschieden wird, sondern sich in Form von Kristallen bevorzugt in den Gelenken ablagert. Dies führt zur Rötung, Schwellung und Erwärmung der Gelenke. Teilweise bilden sich auch Knötchen. Der akute Gichtanfall betrifft am häufigsten das Großzehengrundgelenk und verursacht starke Schmerzen. Aber auch Knie-, Ellenbogen- oder Handgelenke können betroffen sein.

Gicht gehört zu den so genannten rheumatischen Erkrankungen und kann auch erblich veranlagt sein. In solchen Fällen liegt eine Stoffwechselerkrankung vor, bei der die Harnsäure nicht komplett ausgeschieden wird.

Gicht ist eine ernst zu nehmende Krankheit, die immer in die Obhut eines erfahrenen Arztes gehört. Die nachstehenden Empfehlungen können eine ärztliche Behandlung nicht ersetzen, sie jedoch äußerst wirkungsvoll unterstützen.

So hilft Kombucha bei Gicht

Dass der Kombuchagärtrunk gegen Gicht einsetzbar ist, mag zunächst verwunderlich klingen, denn der zum Ansetzen von Kombucha meist verwendete schwarze Tee hat einen hohen Gehalt an Purin. Dies ist jener Stoff, der in der Leber zu Harnsäure umgewandelt wird. Diese Harnsäure wiederum ist Auslöser der Gicht, denn sie lagert sich in den Gelenken ab, wo es dann zu Entzündungen kommt.

Doch der Teepilz benötigt das Purin für seinen eigenen Stoffwechsel und setzt dabei über komplizierte chemische Umbauprozesse die schwer löslichen Harnsäureablagerungen in wasserlösliche Verbindungen um. Diese gelangen in den Stoffwechselkreislauf und werden ausgeschieden. Darüber hinaus entschlackt und entgiftet Kombucha – nicht umsonst hat der Teepilz den Beinamen »Gichtqualle« bekommen.

Ihr persönlicher Gesundheitsplan

Bei Gicht empfiehlt sich zunächst die Kombuchatrinkkur, bei der Sie pro Tag 3 Gläser Kombucha zu je 0,2 Litern trinken. Diese Kur führen Sie 4 bis 6 Wochen durch, legen dann 4 Wochen Pause ein und wiederholen die Kur anschließend noch einmal. Darüber hinaus haben sich folgende Mischungen bewährt:

- **Mischung 1:** 2 Teile grüner Tee und je 1 Teil Birkenblätter, Bockshornkleesamen, Brennnesselblätter und Ehrenpreiskraut
- **Mischung 2:** je 2 Teile grüner Tee und Hagebuttenfrüchte sowie je 1 Teil Mädesüßkraut, Stiefmütterchenkraut und Queckenwurzel
- **Mischung 3:** je 2 Teile Löwenzahnwurzeln und Schachtelhalmtriebe sowie je 1 Teil Birkenblätter, Brennnesselblätter, Hagebuttenfrüchte, Himbeerblätter und Jasmin

Alternativ können Sie folgende Heilpflanzen verwenden: Bohnenschalen, Färberginsterkraut, Hauhechelwurzeln, Taubnesselblätter, Wacholderbeeren und Vogelknöterichkraut.

Trinken Sie sehr viel Flüssigkeit – mindestens zwei Liter täglich –, am besten Wasser oder ungesüßte Kräutertees, wenn Sie zu Gicht neigen.

Das können Sie sonst noch tun

Wenn Sie an Gicht erkrankt sind, sollten Sie folgende Ratschläge befolgen:

- Meiden Sie purinhaltige Nahrungsmittel; dazu gehören beispielsweise Innereien, Kalb- und Schweinefleisch, Ölsardinen, Sprotten und Sardellen sowie Sojabohnen.
- Gehen Sie auch alkoholischen Getränken, vor allem Bier, Sekt und Sherry, aus dem Weg.
- Werden Sie überflüssige Pfunde los.
- Sorgen Sie für regelmäßige Bewegung.

Kopfschmerzen und Migräne

Kopfschmerzen können die unterschiedlichsten Ursachen haben, und dementsprechend vielseitig sind auch die Erscheinungsformen: pochend, stechend, kreisend oder dumpf an Stirn, Schläfen, um die Augen, im Nacken oder wie ein Band um den Kopf. Sie werden entweder durch andere Grunderkrankungen wie Infektionen, Erkältungskrankheiten oder Schleudertraumata ausgelöst, können ihre Ursache aber auch in Stress, Erschöpfung und dauerhafter körperlicher Fehlhaltung haben. Immer wieder auftretende Kopfschmerzen können auch von Verdauungsstörungen, einer gestörten Darmflora und Darmträgheit herrühren.

In der Forschung kennt man inzwischen über 200 verschiedene Kopfschmerzarten. Verzichten Sie weitestgehend auf den schnellen Griff zur Schmerztablette, und finden Sie stattdessen die Ursache für Ihren Kopfschmerz heraus.

Bei Migräne gehen die Kopfschmerzattacken meist noch mit Licht- und Lärmempfindlichkeit, Augenflimmern, Übelkeit, Lähmungserscheinungen sowie Sehstörungen einher.

Migräne kann von individuell verschiedenen Faktoren wie etwa Stress, Schwankungen im Hormonspiegel, sensorischen Reizen oder auch bestimmten Nahrungsmitteln, beispielsweise Käse, Schokolade oder Nüssen, ausgelöst werden und mehrere Tage anhalten.

Kombucha bei Kopfschmerzen und Migräne

Da Kombucha eine gestörte Verdauungstätigkeit und die Bakterienflora im Darm wieder reguliert, kann er auch bei Kopfschmerzen, denen häufig Stoffwechselunregelmäßigkeiten zugrunde liegen, als wirksame Zusatzbehandlung dienen. Bei Migräne kann der Gärtrunk durch seine abwehrstärkende Wirkung sanfte Linderung verschaffen und bildet so eine hervorragenden Ergänzung zu den starken chemischen Keulen, die oft gegen Migräne eingesetzt werden.

Ihr persönlicher Gesundheitsplan

Neben der Trinkkur bieten sich bei Kopfschmerzen und Migräne folgende Mischungen an:

- **Mischung 1 gegen Kopfschmerzen:** 2 Teile Mate und je 1 Teil Angelikawurzeln sowie Melissenblätter
  Zur Abwechslung können auch Ehrenpreiskraut und Rosmarinblätter eingesetzt werden.
- **Mischung 2 gegen Migräne:** je 1 Teil Mate, Jasmin und Ehrenpreiskraut
  Variieren Sie diese Mischung nach Belieben mit Fieberklee- oder Pfefferminzblättern.

Gelegentlich lassen sich Kopfschmerzen auch schnell beheben, wenn man zwei Gläser frisches Wasser trinkt. Falls Sie Kombucha regelmäßig trinken und Ihre Schmerzen dennoch bestehen bleiben, sollten Sie unbedingt einen Arzt konsultieren.

Das können Sie sonst noch tun

Zur Linderung und Vorbeugung von Kopfschmerzen und Migräne sollten Sie folgende Ratschläge befolgen:

- Gönnen Sie sich Ruhe – legen Sie sich hin, eventuell mit einer Wärmflasche im Nacken; bei einem Migräneanfall sollten Sie zusätzlich den Raum abdunkeln und gegen Lärm abschotten.
- Versuchen Sie herauszufinden, ob Sie auf bestimmte Nahrungsmittel mit Migräneattacken reagieren, und meiden Sie diese dann konsequent.
- Legen Sie Augenmasken, auch Eismasken genannt, auf – sie wirken oft wahre Wunder.
- Yoga, autogenes Training und Meditation helfen, den Tag stressfreier zu gestalten und Schmerzattacken vorzubeugen.
- Gehen Sie viel an der frischen Luft spazieren oder wandern – Sauerstoff und Bewegung sind wirksame Mittel gegen Kopfschmerzen.
- Reiben Sie sich die Schläfen mit japanischem Pfefferminzöl ein, bei Bedarf mehrmals täglich.

Magen-Darm-Beschwerden

Probleme im Magen-Darm-Bereich machen sich meist durch Bauchschmerzen, Blähungen, Sodbrennen, saures Aufstoßen, Völlegefühl und Magen- oder Darmkrämpfe bemerkbar. Auch die Gastritis, eine Entzündung der Magenschleimhaut, gehört dazu. Diese sehr häufig auftretende Magenerkrankung geht mit Sodbrennen, Aufstoßen und Schmerzen im Oberbauch einher. Ursachen von Magen-Darm-Beschwerden sind oft eine falsche Ernähungsweise mit zu schnellem und zu heißem Essen sowie zu viel Kaffee, Alkohol und Nikotin.

Neben diesen eher »materiellen« Auslösern kommen aber auch vielfach psychische, emotionale Ursachen in Betracht: Aufgestauter Ärger, ungelöste Konflikte und Dauerstress machen sich häufig in Magen-Darm-Beschwerden Luft. Die Redewendung »das ist mir auf den Magen geschlagen« kommt also keineswegs von ungefähr.

Die Menschen reagieren unterschiedlich auf Stresssituationen, meistens erkrankt jedoch das schwächste Organ – in der Regel der Magen-Darm-Trakt oder die Atemwege.

Kombucha bei Magen-Darm-Beschwerden

Das Kombuchagetränk saniert die Darmflora auf sanfte Weise und unterstützt die Bildung wichtiger Darmbakterien, wohingegen schädliche Darmbakterien in Schach gehalten werden. So werden die Abwehrkräfte gegenüber schädlichen Eindringlingen im Magen-Darm-Trakt deutlich gestärkt.

Zudem regt das Gärgebräu auch die Verdauungsdrüsen an, stimuliert die für unsere Gesundheit so wichtige Verarbeitung von schwer verdaulichen Nahrungsbestandteilen wie Proteinen, Fetten und Kohlenhydraten und reguliert einen gestörten Säure-Basen-Haushalt. Dies alles bildet die Grundvoraussetzung, um Magenbeschwerden nachhaltig zu kurieren.

Ihr persönlicher Gesundheitsplan

Neben regelmäßigen Trinkkuren mit Kombucha empfiehlt sich speziell bei Beschwerden im Magen-Darm-Trakt die folgende Mischung:

- Je 2 Teile Angelika- und Löwenzahnwurzeln sowie 1 Teil Ehrenpreiskraut, Kamillenblüten, Ringelblumenblüten und Schafgarbenkraut

Für Variationen sorgen: Berberitzenfrüchte, Bohnenkraut, Fenchelfrüchte, Habichts- und Tausendgüldenkraut, Pfefferminzblätter und Wermutkraut

Kombucha hilft dem Körper, durch reibungslose Stoffwechselprozesse wieder ins Gleichgewicht zu kommen. Seine vitalisierenden Eigenschaften machen sich gerade dann bemerkbar, wenn der Organismus stark beansprucht wird.

Das können Sie sonst noch tun

Um Magen-Darm-Beschwerden zu lindern und vorzubeugen, sollten Sie folgende Ratschläge befolgen:

- Kauen Sie Ihr Essen lange und gründlich, und nehmen Sie die Mahlzeiten nicht zu heiß ein.
- Beenden Sie die Mahlzeit, sobald Sie sich satt fühlen.
- Legen Sie zwischen den Mahlzeiten Pausen für Ihr Verdauungssystem ein. Am späten Abend, wenn sich der Körper auf Ruhe eingestellt hat, sollten Sie gar nichts mehr essen. Die letzte Mahlzeit sollten Sie spätestens gegen 19 Uhr einnehmen.
- Trinken Sie statt Kaffee oder schwarzem Tee lieber einmal einen Kräutertee – und natürlich Kombucha!
- Reduzieren Sie den Konsum von Genussmitteln wie Alkohol und Nikotin; am besten meiden Sie diese Stoffe ganz. Raucher leiden erwiesenermaßen doppelt so häufig unter Magengeschwüren wie Nichtraucher.
- Versuchen Sie, ungesunden Stress zu vermeiden, und Konflikte, Emotionen und Ärger nicht in sich hineinzufressen.
- Gönnen Sie sich regelmäßige Erholungspausen, und lernen Sie, mit Konflikten konstruktiv umzugehen.

Menstruationsbeschwerden

Wenn Sie wiederholt unter starken und schmerzhaften Periodenblutungen leiden, sollten Sie den Frauenarzt aufsuchen, um eine ernstere Erkrankung auszuschließen bzw. behandeln zu lassen.

Schmerzhaft spannende Brüste, Schmerzen in Unterleib, Müdigkeit, Übelkeit und Verdauungsprobleme sowie Gereiztheit, depressive Neigungen und Heißhungerattacken: Die Tage vor und während der Menstruation gestalten sich, vor allem bei jungen Frauen und Mädchen, oftmals nicht gerade angenehm. Bei vielen Frauen ist die Periode auch sehr unregelmäßig, sehr stark oder sehr schwach. Die Ursachen liegen, sofern nicht in organischen Beschwerden wie Gebärmutterveränderungen und Hormonstörungen, überwiegend in seelischer Anspannung, Stress und Überlastung.

Kombucha bei Menstruationsbeschwerden

Die zahlreichen guten Wirkungen auf den Körper und die damit verbundene Steigerung des allgemeinen Wohlbefindens sind der Grund, dass der Teepilz vielen Frauen heilsame Dienste bei Periodenbeschwerden leistet.

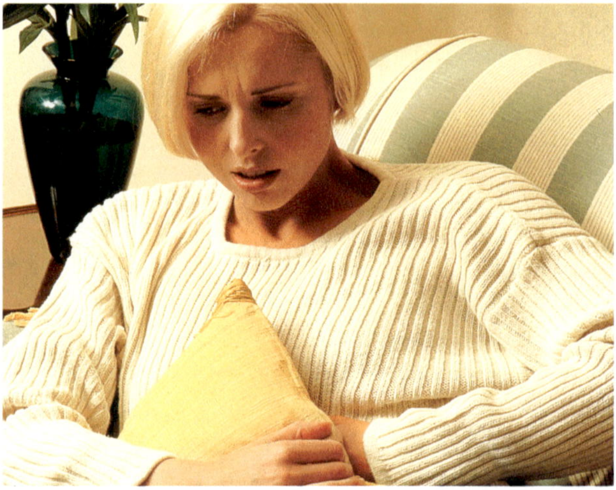

Bauchschmerzen vor und während der Menstruation müssen nicht sein. Gönnen Sie sich Ruhe, entspannende Musik, leichte Kost und ein warmes Bad.

Ihr persönlicher Gesundheitsplan

- Mischungen bei schmerzhaften Blutungen mit Krämpfen:

Mischung 1: je 2 Teile Kamillenblüten und Schafgarbenkraut sowie je 1 Teil Fenchelfrüchte, Johanniskraut, Melissenblätter und Sennablätter

Mischung 2: je 1 Teil Frauenmantelkraut, Jasmin, Johanniskraut, Melissenblätter, Schachtelhalmtriebe und Schafgarbenkraut

- Mischungen bei starken Mensturationsschmerzen:

Mischung 1: 2 Teile Kamillenblüten und je 1 Teil Jasmin sowie Melissenblätter

Mischung 2: je 2 Teile Kamillenblüten und Schafgarbenkraut sowie je 1 Teil Jasmin und Melissenblätter

- Mischung bei ausbleibender Periode:

2 Teile Kamillenblüten sowie je 1 Teil Faulbaumrinde, Fenchelfrüchte, Jasmin und Melissenblätter

Das können Sie sonst noch tun

Bei Problemen und Beschwerden mit der Periode sollten Sie folgende Ratschläge befolgen:

▶ Ernähren Sie sich bei ausbleibender Regel kalorien- und eiweißreich, nehmen Sie eine Extraportion Vitamin C zu sich, und genießen Sie ein entspannendes warmes Bad. Auch ein Saunagang kann helfen!

▶ Bei schmerzhaften Blutungen legen Sie sich am besten mit einer Wärmflasche auf dem Bauch hin. Nehmen Sie verstärkt Magnesium, Kalzium sowie die Vitamine A und B zu sich. Einen Tag vor der Periode sollten Sie einen Safttag zur Entwässerung einlegen.

▶ Die kurmäßige Anwendung von Magnesium über drei bis sechs Monate kann vor allem das PMS (prämenstruelle Syndrom) lindern helfen.

Versuchen Sie, in Ihrem Speiseplan vor und während der Periode extra viel Reis unterzubringen. Er entwässert und versorgt den Körper mit wertvollen Vitaminen.

Schlafstörungen

Viele Menschen kennen dieses Szenario nur zu gut: Man liegt im Bett, ist müde und kann beim besten Willen nicht einschlafen. Oder man wälzt sich die ganze Nacht unruhig von Seite zu Seite, schläft kurz ein und wacht immer wieder auf. Morgens fühlt man sich dann wie gerädert, ist schlapp und möchte eigentlich nur richtig gut ausschlafen.

Begleitend zur Kombuchakur sollten Sie bei lang anhaltenden Schlafstörungen kneippsche Wasseranwendungen durchführen. Sie stabilisieren damit den Kreislauf und helfen dem Körper, seinen natürlichen Schlaf-wach-Rhythmus wiederzufinden.

Hinter Schlafstörungen stehen in den meisten Fällen Stress, seelische Probleme und Kummer. Allerdings kann auch anhaltender Alkoholkonsum oder Arzneimittelmissbrauch zu Schlafstörungen führen. Viele Menschen können einfach nicht mehr loslassen und die Ereignisse des vergangenen Tages hinter sich lassen. Ein weiterer Grund für Schlafstörungen kann auch schweres und eiweißreiches Essen besonders am Abend sein. Denn Nachts, spätestens nach 22 Uhr, arbeitet der Magen nicht mehr richtig, das nächtliche Fleischsalatbrötchen bleibt schwer im Magen liegen und führt dazu, dass Sie sich morgens schlapp und schwer fühlen.

Kombucha bei Schlafstörungen

Kombucha ist äußerst wirksam bei Schlafstörungen, denn die Behandlung setzt bei zwei Ursachen an: Einerseits entfaltet der Teepilz bei Übererregbarkeit – die ja häufig der Anfang dieses lästigen Leidens ist – eine besänftigende, harmonisierende und ausgleichende Wirkung auf den Körper. Dies verhilft zu neuer Energie, aber auch zu Beruhigung, wenn man keinen Schlaf findet. Andererseits wirkt Kombucha entgiftend und entschlackend und leitet so Gifte und Stoffwechselschlacken aus dem Körper, die oft mit zu Ruhelosigkeit führen können.

Ihr persönlicher Gesundheitsplan

- Folgende Mischungen haben sich bei Schlafstörungen bewährt:

Mischung 1: je 1 Teil Ehrenpreiskraut, Jasmin, Johanniskraut und Melissenblätter

- **Mischung 2:** 2 Teile Primelwurzeln sowie je 1 Teil Baldrianwurzeln, Orangenblüten und Passionsblumenkraut

Diese Mischungen können Sie mit folgenden Heilpflanzen variieren: Hagebuttenfrüchte, Hopfenzapfen, Lavendelblüten, Löwenzahnwurzeln, Kamillenblüten und Pfefferminzblätter.

- Bei Nervosität und Angespanntheit helfen die folgende Mischungen:

Mischung 1: 2 Teile Melissenblätter sowie je 1 Teil Baldrianwurzeln, Jasmin, Johanniskraut und Löwenzahnwurzeln

Mischung 2: je 1 Teil Hopfenzapfen, Jasmin, Lavendelblüten, Melissenblätter und Orangenblüten

Das können Sie sonst noch tun

Wenn Sie nachts häufig nicht zu Ruhe kommen, sollten Sie folgende Ratschläge befolgen:

- Nehmen Sie abends nur leichte Kost ohne viel tierisches Eiweiß zu sich.
- Auch ein Vollbad mit Zusätzen wie Lavendelblüten, Hopfenzapfen oder Heublumen wirkt schlaffördernd.
- Lassen Sie sich einen abendlichen Spaziergang zur Gewohnheit werden.
- Beginnen Sie mit Entspannungstechniken wie z. B. Yoga, autogenem Training oder Meditation.
- Trinken Sie nach 15 Uhr keine anregenden Getränke wie Kaffee oder Tee mehr.

Treiben Sie Ausdauersport, wie etwa Joggen, Schwimmen oder schnelles Gehen, wenn Sie zu Schlafstörungen neigen. Regelmäßige Bewegung hilft auch, Stress abzubauen.

Verstopfung

Unter akuter Verstopfung versteht man die vorübergehende Unfähigkeit, den Darm regelmäßig zu entleeren. Typische Begleiterscheinungen sind Völlegefühl, Blähungen und leichte Übelkeit sowie Appetitlosigkeit, Bauchschmerzen und Abgeschlagenheit. Bei chronischer Verstopfung kann der Darm längere Zeit nicht mehr alle ein bis drei Tage entleert werden.

Die häufigsten Gründe dafür, dass der Gang zur Toilette erfolglos bleibt, sind ein gestörter Stoffwechsel durch ballaststoffarme Kost, zu geringe Flüssigkeitsaufnahme, Bewegungsmangel und der Missbrauch von Abführmitteln. Auch seelische Probleme spielen eine große Rolle, denn Stress und Sorgen lasten nicht nur auf unserem Gemüt, sondern auch auf dem Darm. Wer im emotionalen Bereich nicht richtig loslassen kann, hat auch im Verdauungsbereich Probleme damit.

Viele Menschen reagieren etwa im Urlaub auf plötzliche Ortswechsel mit Verstopfung. Diese Form der Verstopfung gibt sich schnell, wenn Sie in fremden Ländern zunächst nur kleine Portionen essen und auf fettreiche Speisen verzichten.

Kombucha bei Verstopfung

Ein träger Darm zählt ohne Frage zu den wichtigsten Einsatzgebieten des Kombucha, denn wie ja bereits an vielen Stellen in diesem Buch erwähnt, regeneriert der Gärtrunk die gesamte Bakterienflora im Darm. Mit seiner Eigenschaft als natürliches Antibiotikum wirkt er zudem schädlichen Mikroorganismen, die sich im Darm ansiedeln und so seine Gesundheit gefährden können, effektiv entgegen. Die Erhaltung einer gut funktionierenden und regelmäßigen Verdauung gehört zu den vordringlichsten Zielen einer selbstverantwortlichen Gesundheitsvorsorge, um so unangenehmen Erscheinungen wie dauerhafter Verstopfung vorzubeugen und unseren gesamten Körper und sein Immunsystem gesund und wohlauf zu halten.

Ihr persönlicher Gesundheitsplan

Eine der besten und auch wirkungsvollsten Maßnahmen gegen Verstopfung stellen regelmäßige Trinkkuren mit Kombucha dar. Trinken Sie dabei das erste Glas gleich morgens nach dem Aufstehen auf nüchternen Magen. Unterstützend wirken dabei auch folgende Teemischungen:

Mischung 1: je 2 Teile grüner Tee und Löwenzahnwurzeln sowie je 1 Teil Eibischwurzeln und Sennesblätter

Mischung 2: 2 Teile grüner Tee sowie je 1 Teil Berberitzenfrüchte und Rotkleeblätter

Diese Rezepte können Sie mit folgenden Heilpflanzen variieren: Faulbaumrinde, Kalmuswurzel, Tausendgülden- und Wermutkraut.

Sauermilchprodukte wie Molke, Kefir, Buttermilch oder Joghurt wirken ähnlich entschlackend auf den Darm wie Kombucha. Allerdings sollten Sie nicht zu viel Milcheiweiß zu sich nehmen, wenn Sie zu allergischen Hautreaktionen neigen.

Das können Sie sonst noch tun

Wenn Sie wiederholt an Verstopfung leiden, sollten Sie folgende Ratschläge befolgen:

- Nehmen Sie auf keinen Fall Abführmittel ein, schon gar nicht über einen längeren Zeitraum, denn sie entziehen dem Körper wichtige Mineralstoffe, machen den Darm abhängig und noch träger.
- Trinken Sie ausreichend Kräutertees und Mineralwasser – ein häufiger Grund für Darmträgheit ist zu wenig Flüssigkeit im Körper.
- Erziehen Sie Ihren Darm zur Pünktlichkeit – gehen Sie morgens immer zur gleichen Zeit zur Toilette, und nehmen Sie sich genügend Zeit dafür.
- Tinken Sie auf nüchternen Magen ein Glas Molke oder warmes Wasser mit einem Teelöffel Apfelessig.
- Sorgen Sie für ausreichend Bewegung, das sorgt auch für Bewegung im Darm.

Wechseljahrebeschwerden

Wechseljahre sind keine Krankheit, sondern eine Umstellung des weiblichen Organismus. Sie sollten sich weder davor fürchten noch sich deshalb minderwertig fühlen.

Die hormonelle Umstellung des Körpers bringt vielfältige Begleiterscheinungen mit sich: Neben dem Ausbleiben der Periode gehören dazu Hitzewallungen, Schwindelgefühle und die Neigung zu Bluthochdruck. Weitere Symptome sind Gewichtsschwankungen, Verdauuungsstörungen, und nervöses Schwitzen. Im psychischen Bereich kann es zu großer Niedergeschlagenheit bis hin zu Depressionen, Reizbarkeit, Angstgefühlen und aggressiven Stimmungen kommen. Das allmähliche Erlöschen der Fruchtbarkeit geht bei vielen Frauen mit großen seelischen und organischen Störungen einher.

Kombucha bei Wechseljahrebeschwerden

Die allgemein wohltuenden und harmonisierenden Wirkungen, die Kombucha in vielen unterschiedlichen Bereichen des Körpers entfaltet, beeinflussen auch die Beschwerden, die sich im Zug der hormonellen Umstellung einstellen können, sehr positiv.

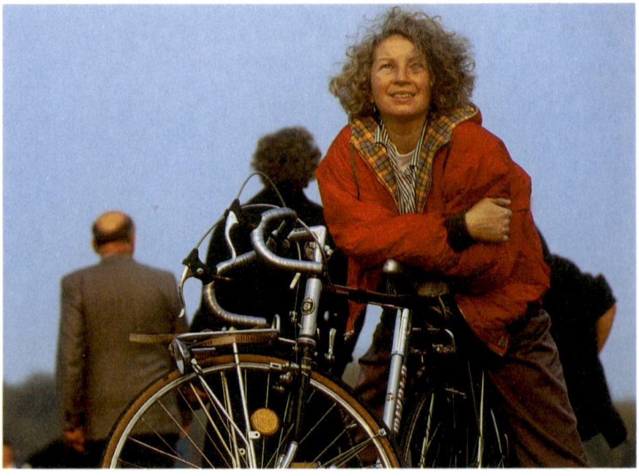

Wechseljahrebeschwerden können Sie am besten meistern, wenn Sie sich Zeit für sich nehmen, sich gesund ernähren und regelmäßige Bewegung an frischer Luft genießen.

Ihr persönlicher Gesundheitsplan

Diese Mischungen wirken wohltuend bei Wechseljahrebeschwerden:

Mischung 1: je 2 Teile Löwenzahnwurzeln und Schafgarbenkraut sowie je 1 Teil Johanniskraut, Melissenblätter, Orangenblüten, Salbeiblätter und Weißdornblüten

Mischung 2: je 2 Teile Schafgarbenkraut und Weißdornblüten sowie je 1 Teil Baldrianwurzeln, Hopfenzapfen, Jasmin, Kamillenblüten, Melissenblätter, Mistel-, Pfefferminz- und Sennesblätter

Das können Sie sonst noch tun

Zur Linderung von Beschwerden in den Wechseljahren sollten Sie folgende Ratschläge befolgen:

- Gehen Sie sparsam mit Salz um, denn übermäßiger Gebrauch von Salz fördert die Einlagerung von Wasser im Gewebe.
- Meiden Sie zu viel Kaffee, Alkohol und Nikotin.
- Lassen Sie sich gegebenenfalls Moor-, Sole- oder Kohlensäurebäder verschreiben.
- Nehmen Sie Lebertran oder Lebertranprodukte sowie Knoblauchpräparate (alles aus der Apotheke oder dem Reformhaus) ein, denn sie wirken Osteoporose und Gefäßverkalkung entgegen.
- Nehmen Sie außerdem regelmäßig Kalzium- und Magnesiumpräparate zu sich, denn sie stärken die Knochen und unterstützen das Nervensystem.
- Treiben Sie leichten Sport. Strammes Gehen, lange Spaziergänge oder eine halbe Stunde Schwimmen mehrmals die Woche lösen seelische und körperliche Verspannungen und stabilisieren den Kreislauf. Außerdem wird der Hormonhaushalt ausgeglichen.

Kuren mit Gelée royale und Propolis (in der Apotheke oder im Reformhaus erhältlich) stärken die Abwehrkräfte und haben sich bei starken hormonellen Beschwerden bewährt.

Heilende Nebenwirkungen

In seltenen Fällen kann es vorkommen, dass durch innerliche oder äußerliche Anwendung von Kombucha zu viele Gifte gelöst werden. Dies kann vorübergehend zur Verstärkung der Beschwerden führen. Durch Bewegung und vermehrtes Trinken können Sie Ihrem Körper helfen, gelöste Stoffe schneller nach außen zu befördern.

Manche Ärzte raten Frauen davon ab, während der Schwangerschaft und Stillzeit zu viel Kombucha zu trinken, da der weibliche Organismus in dieser Zeit ohnehin stärker belastet wird. Doch je weniger Gifte dem Säugling zugeführt werden, desto besser kann er sich entwicklen.

Algen und Vitamin C gegen Schmerzen

Im Fall von Kopf- und Herzschmerzen fehlen meist basische Pufferstoffe, wie Natron, Basica und besonders das krampflösende Magnesium. Auch bringt die Spirulinaalge aus sauberen Binnenseen dem Körper große Hilfe, wenn Gifte frei werden. Die Alge enthält vielseitige Entgiftungsstoffe und eine hohe Konzentration an Vitalstoffen.

Bei stärkeren Reaktionen hilft eine gesteigerte Einnahme von Spirulinatabletten, die sehr reich an Vitamin E, Mineralstoffen und Spurenelementen sind. Eine wirkungsvolle Dosierung ist beispielsweise die Einnahme von jeweils mehreren Tabletten am Morgen und am Abend.

Darüber hinaus ist es wichtig, in Situationen, in denen der Körper stark entgiftet, genügend Vitamin C zu sich zu nehmen. Es empfiehlt sich, das Vitamin C entweder an Kalzium gebunden zu verwenden, wie es in jedem Reformhaus preisgünstig zu bekommen ist, oder pH-Wert-neutral als Kalziumaskorbat. Auf jeden Fall sollten Sie bei verstärkter Vitamin-C-Einnahme das Abpuffern mit Natron nicht vergessen, wenn Ihr Vitamin C sehr sauer sein sollte. Am besten prüft man den Bedarf mit einem Harnindikatorpapier, das Sie kostengünstig in jeder Apotheke beziehen können.

Natron hilft bei Sodbrennen

Das Kombuchagetränk hat einen pH-Wert von etwa 3, es ist also sehr sauer. Bei starker Übersäuerung des Körpers und einem großen Defizit an basischen Pufferstoffen kann das Kombuchagetränk als säuernd empfunden werden, und unter Umständen kann Sodbrennen auftreten. In diesem Fall können Sie morgens und abends mit einem halben oder ganzen Teelöffel des altbewährten Natrons Ihren Basenmangel lindern. Sobald genügend basische Pufferstoffe im Körper vorhanden sind, verschwindet das Sodbrennen, und der Kombucha wird wieder vertragen. Es ist auch möglich, Natron direkt in das Getränk zu geben, falls dieses zu sauer sein sollte.
Nach Möglichkeit sollten die wertvollen Säuren des Kombuchas jedoch nicht zerstört werden, da diese im Darm und im Stoffwechsel der Zellen außerordentlich wichtige Aufgaben bei der Entgiftung, Energiegewinnung und Zellatmung haben.

Beim regelmäßigen Genuss von Kombucha haben Sie keine schädlichen Nebenwirkungen zu befürchten. Dennoch sollten Sie beim Konsum des Gärgetränks nicht übertreiben. Nicht die Menge macht's, sondern die gesamte Lebensführung. Dazu können Sie selbst viel beisteuern.

Was allgemein zu beachten ist

Wie bereits einleitend erwähnt wurde, ist Kombucha kein Zaubertrank, sondern dient der Unterstützung einer ärztlichen Therapie und der Linderung von Alltagsleiden. Bei stärkeren Beschwerden oder längerem Andauern sollten Sie immer einen Arzt hinzuziehen, da ein ausbleibender Heilungserfolg auch oft auf eine tiefer liegende Ursache des Unwohlseins hindeuten kann. Generell sollten Diabetiker die Anwendung von Kombucha zuerst mit ihrem Arzt besprechen. Auch Menschen, die früher an einer Alkoholkrankheit gelitten haben, sollten Kombucha besser meiden, da im Lauf der Gärung Alkohol im Getränk entsteht.

Kombucha gegen rheumatische Beschwerden

Die Bezeichnung »Rheuma« beziehungsweise »Rheumatismus« ist eigentlich ein Sammelbegriff für eine Vielzahl entzündlicher, degenerativer und schmerzhafter Allgemeinerkrankungen. Meist sind davon die Gelenke betroffen. Die Erkrankungen des rheumatischen Formenkreises sind in der Regel auf eine Überbeanspruchung der Gelenke, eine falsche Ernährung mit zu viel Eiweiß und Fett sowie auf eine schlechte Stoffwechselsituation zurückzuführen. Die beiden letzten Faktoren führen dazu, dass sich zu viele Stoffwechselschlacken im Körper ablagern. Steigt der Müllpegel an, kommt es zu Versorgungsstörungen der Muskeln, Gelenke, Sehnen, Bänder, der Haut und des Haarbodens.

Rundumkur mit Kombucha

Die Behandlung von rheumatischen Erkrankungen mit Kombucha kann aufgrund der vielfältigen Wirkung des Teepilzes an verschiedenen Stellen ansetzen. Die harnsäurelösende und entschlackende Wirkung hilft bei der Entgiftung des Körpers, und durch die Anwendung von Pilzcreme und Pilzkompressen werden Giftablagerungen geradezu aus den Zellen »gezogen«. Kombucha ist hier also das ideale Therapeutikum.

Kombuchatrinkkur

Durch seinen hohen Gehalt an Glukuron-, Glukon-, Milch- und Essigsäure trägt das Kombuchagetränk wesentlich zur Entgiftung und Entschlackung des Körpers bei. In einer konsequenten Trinkkur kommen diese wertvollen Stoffe besonders zur Geltung. Führen Sie diese Kur in regelmäßigen Abständen mehrmals pro Jahr für 5 bis 6 Wochen durch. Trinken Sie morgens, mittags und abends jeweils 0,1 bis 0,2 Liter des wertvollen Getränks, möglichst vor den Mahlzeiten.

Pilzcreme gegen Rheuma

Mixen Sie den Pilz mit etwas Flüssigkeit zu einer weichen, cremeartigen Masse, und reiben Sie die schmerzenden oder versteiften Partien 1-mal täglich – am besten frühmorgens – ein. Sie sollten mit einer kleineren Hautstelle beginnen und die behandelte Fläche langsam steigern. Dieses Pilzmus hält sich einige Tage lang.

Eine Verstärkung der Schmerzen bedeutet, dass ein starker Reinigungsprozess abläuft, der sich nach kurzer Zeit wieder beruhigen wird. Die in dem behandelten Gebiet lagernden frei werdenden Säuren und Gifte reizen vorübergehend das Gewebe. Wiederholen Sie die Behandlung einige Male, bis keine Reaktionen mehr auftreten. Sollten die Beschwerden jedoch selbst nach längerer Behandlung nicht abklingen, empfiehlt es sich, die Anwendung zu beenden und einen Arzt oder Heilpraktiker aufzusuchen.

Kompressen mit dem ganzen Pilz

Sie können auch einen Pilz auf die jeweilige Schmerzstelle legen, mit einer Plastikfolie abdecken und mit einer elastischen Binde befestigen. Dabei sollte jeder herausfinden, wie lange er die »Qualle« verträgt.

Manche Patienten legen den Kombuchapilz die ganze Nacht über auf, anderen genügt schon eine Stunde. Von dem Pilz ist nach längerem Auflegen nur noch ein dünnes Häutchen übrig. Besonders heilsam wirkt der Pilz, wenn er in Beinwellblättertee gearbeitet hat. Die Eigenschaften der Beinwellpflanze können auf diese Weise mit denen der »Gichtqualle« zusammenwirken.

Eine gesunde Ernährung bleibt das A und O

Um ein Abklingen der rheumatischen Beschwerden zu erreichen, ist es unumgänglich, auch auf eine gesunde Ernährung zu achten. Meiden Sie übermäßigen Verzehr von Fleisch und Zucker, und achten Sie auf ballaststoffhaltige Nahrungsmittel, da auch sie die Reinigung des Darms und somit des gesamten Körpergewebes verbessern. Auch zu viel Kaffee, Alkohol und Nikotin verschlimmern die Symptome.

Eine wertvolle Hilfe bei Arthrose ist der Kombuchapilz, wenn er als Paste über Nacht auf das schmerzende Gelenk aufgetragen wird.

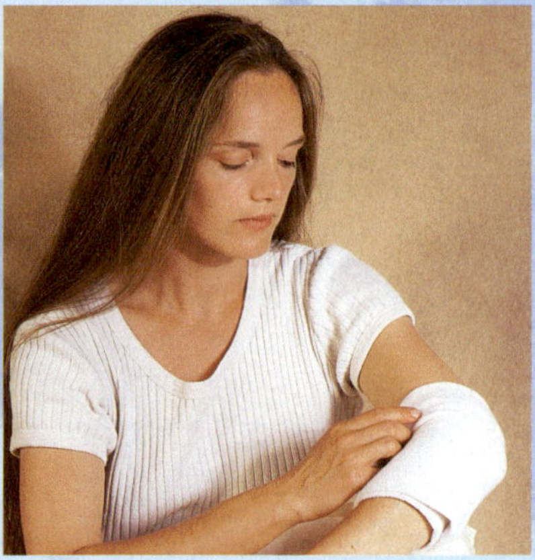

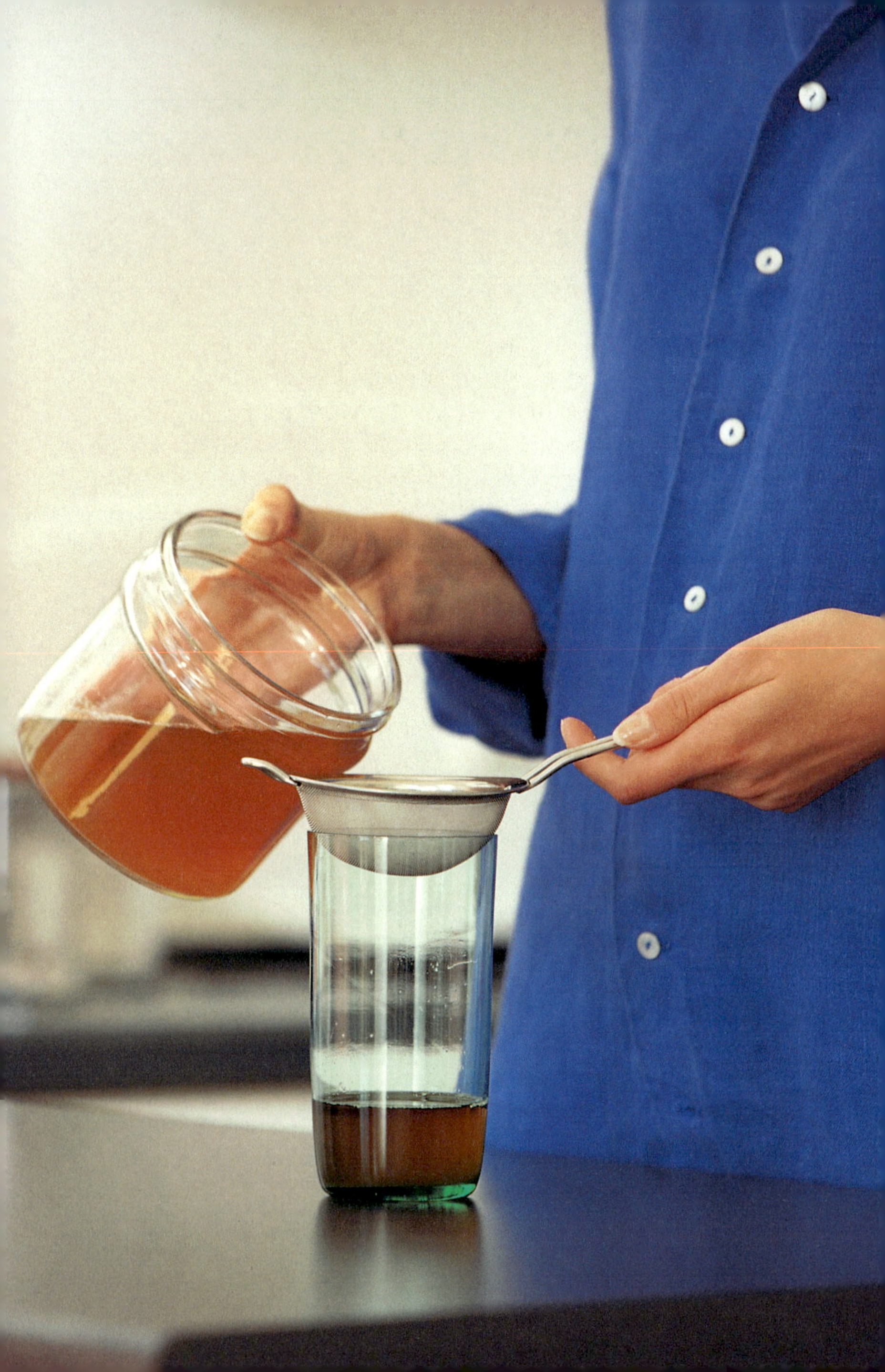

Die Herstellung des Kombuchagetränks

In früherer Zeit wurden sowohl die Kenntnis des Gärverfahrens als auch der Pilz selbst in den Familien des Ostens, ähnlich wie bei der Sauerkraut-, Wein- oder Essigbereitung in unseren Breiten, von Generation zu Generation weitergegeben. Dabei waren es nicht nur die Angehörigen der gehobenen Schicht, die den so genannten Teekwass brauten, sondern gerade die Arbeiter- und Bauernfamilien, die in einfachsten Verhältnissen lebten. Sie hielten die Herstellung des Kombucha wegen seiner stärkenden, entgiftenden, heilenden und verjüngenden Kraft in großen Ehren.

Deponieren Sie Ihren gärenden Teepilz niemals in der Nähe von Topfpflanzen. Diese enthalten sehr viele Mikroorganismen, die dem Kombuchapilz schaden können.

Das Einmaleins der Zubereitung

Einige grundlegende Dinge gilt es bei der Zucht und Pflege des Kombuchapilzes zu beachten, denn ein gesunder Pilz ist die Grundvoraussetzung dafür, dass das Getränk seine volle Heilwirkung entfalten kann. So kann sich der Pilz z.B. durch zu niedrige Temperaturen oder ungeeignete bzw. mit Pestiziden belastete Teesorten mit der Zeit verändern, und Essigbakterien oder artfremde Mikroorganismen können die Oberhand gewinnen. Er verändert dann seinen Geschmack, so dass solche Veränderungen sofort auffallen. Auch Küchendünste und Zigarettenrauch können dem Pilz bei seiner Entwicklung schaden, so dass er seinen Dienst einstellt und eingeht. Geben Sie dem Teepilz, was er benötigt, so wird er auch Ihnen mit seinen vielseitig stärkenden und schützenden Vitalstoffen dienen.

Das verwendete Geschirr muss immer sehr sauber sein, damit der Kombuchapilz gesund bleibt.

Die Grundausrüstung

Zur Herstellung von 3 Litern Gärgetränk benötigen Sie:
1 gesunden Kombuchapilz von der Größe eines Bierdeckels (Bezugsquellen siehe Seite 126) • 300 ml fertiges Kombuchagetränk als Starter • 240–300 g weißen Zucker • Steingut- oder Glasgefäß von mindestens 4 Liter Fassungsvermögen (breite Öffnung!) • 1 luftdurchlässiges Tuch (z. B. Mull oder Windel, kein Geschirrhandtuch, da zu dicht gewebt) • 1 Gummiband
1–2 saubere Damenperlonstrümpfe • 2 Wäscheklammern aus Plastik zum Verschließen des Strumpfs
1 Sieb • Messbecher für Flüssigkeiten und Zucker
1 möglichst neuen Holzlöffel • 3 TL grüner Tee
6 EL Zitronengrastee (nur Tees aus kontrolliert biologischem Anbau verwenden!)

Wichtig: Alle Gebrauchsgegenstände sollten gut mit heißem Wasser gereinigt sein. Verwenden Sie keinesfalls Spülmittel. Die Hände sollten mit einer neutralen Seife gewaschen sein. Spülen Sie die Hände anschließend gründlich mit heißem Wasser ab.

Lassen Sie das kochende Wasser unbedingt auf etwa 80 °C abkühlen. Der Pilz geht unter Umständen ein, wenn er mit zu heißem Wasser übergossen wird. Achten Sie außerdem darauf, nicht weniger als 60 Gramm Zucker pro Liter Tee hinzuzugeben. Der Pilz kann sonst nicht richtig gären.

Die Teezubereitung

Bereiten Sie 3 Liter 80 °C heißes Wasser zu (kochendes Wasser 5 Minuten abkühlen lassen), und geben Sie es in das Gärgefäß. Sie können das Wasser auch mit einem Tauchsieder direkt im Gärgefäß erhitzen. Den Zucker dazugeben und umrühren, damit er sich auflöst. Legen Sie 2 Perlonstrümpfe bereit. In einen Strumpf geben Sie 3 Teelöffel grünen Tee und in den anderen 6 Esslöffel Zitronengrastee (2 Esslöffel pro Liter). Beide in das heiße Wasser geben. Entnehmen Sie den grünen Tee nach 15 Minuten. Das Zitronengras können Sie gerne mehrere Stunden oder auch über Nacht ziehen lassen.

Das Ansetzen des Pilzes

Nachdem auch das Zitronengras entnommen ist, die Starterlösung zu dem inzwischen abgekühlten, gesüßten Tee geben. Ihre Menge sollte 10 Prozent des neuen Getränks betragen – hier also 300 Milliliter auf 3 Liter gesüßten Tee. Dann den Pilz mit sauberen Händen vorsichtig aufsetzen. Dabei sollte die glatte Seite des Pilzes nach oben und die raue Seite, seine Wurzeln, nach unten zeigen. Die Lösung sollte, um den Pilz nicht zu schädigen, nicht wärmer als 35 °C (schwach handwarm) sein. Nun das luftdurchlässige Tuch über das Gefäß geben und mit einem Gummiband befestigen, um Essigfliegen fern zu halten.

Ihr Pilz ist ein lebendiges Wesen und bedarf der Pflege. Trotzdem können Sie ihn auch einmal ruhen lassen. Geben Sie dazu den Pilz in ein Einweckglas, und bedecken Sie ihn mit einem viertel Liter Kombuchaflüssigkeit. In einem kühlen Keller oder im Kühlschrank hält sich der Pilz monatelang.

Der Pilz liebt es warm

Um für das Getränk eine Dauertemperatur von mindestens 20 °C zu erhalten, empfiehlt sich entweder ein Aquariumheizstab (Zoofachhandel ca. 18 EUR) oder eine regulierbare Wärmeplatte. Eine größere Temperaturschwankung mit nächtlicher Abkühlung empfiehlt sich nicht. Der Richtwert sollte eine gleichbleibende Temperatur von 25 °C sein.

Der richtige Standort

Die Kombuchagärlösung sollte nicht in der Küche, nicht in der Nähe von Zimmerpflanzen und nicht in greller Sonne aufbewahrt werden. Denn starkes Sonnenlicht wirkt antibiotisch, weshalb lichtundurchlässige Steinguttöpfe besonders geeignet sind. Gegen Zigarettenrauch ist der Pilz sehr empfindlich, im schlimmsten Fall setzt er Schimmel an und wird unbrauchbar. Außerdem benötigt das Getränk ausreichend Sauerstoff und sollte nicht hin- und hergetragen werden.

Das richtige Gärgefäß

Wenn Sie große Mengen Kombucha herstellen und auch trinken wollen, empfehlen sich Holzfässer zur Lagerung des Getränks. Diese erhalten Sie in Haushaltswarengeschäften oder bei Winzern.

Als Gärbehälter eignen sich Glasgefäße, z. B. Gurkengläser, ausrangierte Aquarien, Bowlengefäße oder Glasschüsseln. Lebensmittelechte Steingutgefäße (z. B. Sauerkrauttöpfe) können ebenfalls sehr gut verwendet werden. Metall- und Plastikgefäße sind jedoch gänzlich ungeeignet.

Zum Abdecken des Gefäßes eignen sich Kindermullwindeln aus Baumwolle, da sie genügend Sauerstoff durchlassen, aber den Essigfliegen den Zutritt zu dem Getränk verwehren. Sollten keine Windeln zur Verfügung stehen, können Sie Mull aus der Apotheke nehmen. Befestigen Sie die Mullabdeckung abschließend mit einem Gummiband. Geschirrhandtücher eignen sich nicht, da sie zu dicht gewebt sind. Von der Verwendung von Papierhandtüchern, Küchenrollen, Papiertaschentüchern etc. muss dringend abgeraten werden, da diese häufig chemisch behandelt sind und dem Pilz schaden können.

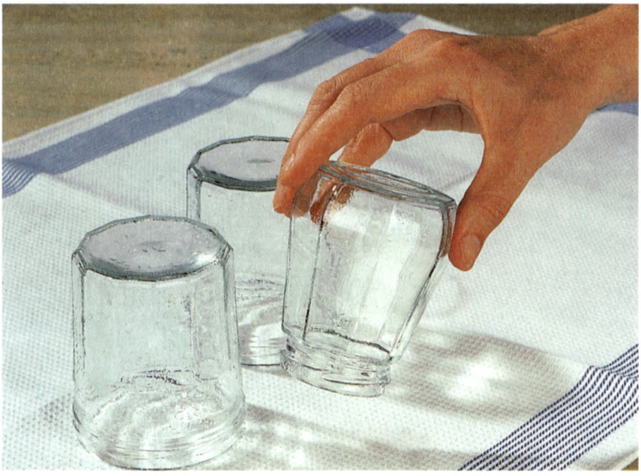

Die Gefäße, in denen der Kombucha reift oder aufbewahrt wird, müssen sehr sauber sein. Waschen Sie sie mit Spülmittel aus, und spülen Sie gut mit kochendem Wasser nach.

Sieben Tage Geduld

Nach sieben Tagen ist das Getränk endlich genussfertig. Heben Sie den Pilz mit sauber gewaschenen Händen vorsichtig aus dem Gefäß heraus, und bewahren Sie ihn mit 300 Milliliter Getränk als Starterlösung für einen neuen Ansatz in einem Glas (eventuell im Kühlschrank) auf. Er kann dann erneut zur Zubereitung eines Kombuchagetränks verwendet werden. Dann können Sie das Getränk in Flaschen füllen. Da die meisten Mikroorganismen der Kultur Warmgärer sind, sollten Sie die Flaschen im kühlen Keller oder Kühlschrank aufbewahren. Sie halten sich dann monatelang. Bei längerem Stehen kann sich Essig bilden, der in der Küche bzw. für therapeutische Zwecke verwendet werden kann.

Je länger Sie Kombucha gären lassen, desto säuerlicher wird er schmecken. Wie süß oder herb er schmecken wird, hängt hingegen von der benutzten Teesorte ab. Grüner Tee gibt dem Getränk eine herbe Note, schwarzer Tee verleiht ihm einen weicheren Geschmack.

Wenn der Pilz untergeht

Allgemein ist es üblich, das Getränk ohne Rühren sieben Tage fermentieren zu lassen, wobei der aufgelegte Pilz meist auf der Oberfläche der Flüssigkeit treibt. Sollte er untergehen, ist das kein Anlass zur Sorge. Es bildet sich eine neue Haut und zähe Bläschen, die nicht mit Schimmel verwechselt werden sollten. Diese Haut kann in den neuen Ansatz übernommen werden.

So bewahren Sie den Pilz auf

Bis zum nächsten Ansetzen kann der Pilz in der Ansatzflüssigkeit monatelang im Kühlschrank aufbewahrt werden. Braune Gebilde, die sich im Lauf der Zeit am Pilz bilden können, sollten Sie nicht beunruhigen. Es handelt sich dabei um abgestorbene Zellen. Entfernen Sie sie einfach von Zeit zu Zeit mit einem Tuch. Der sich bildende Bodensatz ist übrigens sehr wertvoll und sollte unbedingt mitgetrunken werden (Hefejungzellen).

Auch wenn die Ansatzflüssigkeit inzwischen sauer geworden ist, lässt sie sich zur Herstellung eines Getränks verwenden. Deshalb ist es auch unnötig, eine Kombuchakultur einzufrieren oder zu trocknen, da sie sich im Kühlschrank monatelang aufbewahren lässt. Die Gefahr, beim Einfrieren oder Trocknen wichtige Vitalstoffe einzubüßen, ist einfach zu groß.

Auch der gesündeste Teepilz wird älter und stellt irgendwann seine Arbeit ein. Zögern Sie dann nicht, den alten Pilz von seinen Nachkommen zu trennen, und geben Sie ihn einfach zum Kompost.

Aus eins mach zwei

Wenn sich mehrere Pilze (Kulturen) gebildet haben, weil der Pilz untergegangen ist und sich oben ein neuer Pilz gebildet hat, so kann man damit anderen eine Freude machen. Zum Weitergeben können Sie einen Pilz mit der Schere halbieren oder ein Drittel herausschneiden. Andererseits wächst die Kultur von oben nach unten und bildet mehrere Schichten. Entfernt man die untere Schicht, verjüngt sich die Kultur. Man kann die Schichten aber auch in beliebiger Höhe mit einem Messer durchtrennen und so zwei Pilze gewinnen.

Abfüllen des fertigen Getränks

Wenn das Getränk Ihren Vorstellungen in Bezug auf Säuregrad, Geschmack und Gehalt an prickelnder Kohlensäure entspricht, füllen Sie es ab. Dabei können Sie folgendermaßen vorgehen: Sie entnehmen den Pilz mit sauberen Händen, einer Würstchenzange oder einer flachen Schaumkelle der Gärflüssigkeit. Dann legen Sie ihn in ein entsprechendes Gefäß zur Aufbewahrung und entnehmen so viel Ansatzflüssigkeit, wie Sie für den nächsten Ansatz benötigen. Die Mindestmenge ist zehn Prozent, d. h., wenn Sie drei Liter ansetzen wollen, dann geben Sie zu Ihrem Pilz 300 Milliliter fertiges Getränk und bewahren ihn im Kühlschrank in einem geschlossenen Glas bis zum nächsten Ansatz auf.

So füllen Sie größere Mengen mühelos ab

Das Gefäß steht erhöht auf einem Tisch. Nehmen Sie eine Flasche, die gut auf dem Boden des Gärgefäßes Platz hat, füllen Sie diese mit Wasser, damit sie die nötige Schwere hat, und verschließen Sie sie. Nehmen Sie einen Silikonschlauch von 1 bis 2 Zentimeter Durchmesser und einer Länge von 2 bis 3 Meter. Befestigen Sie das eine Ende des Schlauchs mittels eines Gummibands so an der Flasche, dass das Schlauchende neben dem Flaschenverschluss zu liegen kommt. Nun lassen Sie die Flasche mit dem Schlauch vorsichtig in das Gefäß auf den Boden sinken und halten dabei etwa 2/3 des Schlauchs in den Händen. Ziehen Sie den Schlauch nach unten in die Höhe der auf dem Boden stehenden Flaschen, und saugen Sie das freie Schlauchende kurz an. Sobald sich der Schlauch mit der Flüssigkeit füllt, sperren Sie die Öffnung des Schlauchs kurz mit dem Daumen und lassen erst los, wenn das Schlauchende über dem Flaschenhals (eventuell Trichter aufsetzen) liegt. Ist die Flasche gefüllt, sperren Sie sie wieder mit dem Daumen und gehen zur nächsten Flasche über.

Spülen Sie die Flaschen gründlich mit heißem Essigwasser aus. Sie sollten kein Spülmittel verwenden, da sich dessen Reste an den Flaschenwänden absetzen und das Getränk ungenießbar machen können. Wenn Sie die Flaschen zum Säubern aus der Kiste entnommen haben, können Sie sie zum Ablaufen des Wassers umgedreht in die Kiste zurückstellen. Wenn die Flaschen abgetrocknet sind, setzen Sie auf den Flaschenhals einen sauberen Trichter, über den Sie einen Perlonstrumpf spannen. Auf diese Art und Weise gewinnen Sie eine klare Flüssigkeit, ohne Restteilchen vom Pilzgeflecht.

Bereiten Sie das Kombuchagetränk in jedem Fall immer mit abgekochtem Wasser zu. Noch delikater wird das Ganze, wenn Sie stilles Mineralwasser verwenden.

Praktische Zubereitungstipps

Ein gesunder Kombuchapilz verfügt über keine artfremden Mikroorganismen und sonstige Verunreinigungen und produziert ein fruchtig schmeckendes, perlendes, sektähnliches Getränk. Die Kombuchakultur vermehrt sich, breitet sich über die Oberfläche des Gefäßes aus und wächst in die Tiefe.

In Asien ist es üblich, Kombuchakulturen zu verschenken. Dies ist bestimmt auch die billigste Variante, um an einen neuen Pilz zu kommen. Hierzulande sind frische Kombuchakulturen im Fachhandel ab 20 EUR zu erhalten.

So züchten Sie die Pilze selbst

Zur Züchtung der Kultur kann man sich von der Mutterkultur (dem alten Pilz) ein Stück abschneiden und dieses in einem kleineren Gefäß mit möglichst weiter Öffnung mit grünem oder schwarzem Tee, Zucker und 10 Prozent Ansatzflüssigkeit bei Temperaturen von 20 bis 25 °C mehrere Wochen ruhig stehen lassen. Es bildet sich auf der ganzen Oberfläche ein neuer Pilz. Sobald er eine Dicke von 1/2 bis 1 Zentimeter erreicht hat, eignet er sich zur Herstellung eines neuen Getränks.

Das Gefäß sollten Sie unbedingt mit einem Tuch abdecken, um Essigfliegen und ähnliches Ungeziefer fernzuhalten. Der Pilz braucht zu seinem Wachstum kein Licht. Bei der Zucht des Pilzes ist eine zusätzliche Sauerstoffzufuhr nicht notwendig.

Vorsicht, wenn sich Schimmel bildet

Schimmel entsteht nur, wenn zu wenig Ansatzflüssigkeit genommen wurde, oder wenn sich aufgrund von Umwelteinflüssen (z. B. Sporen von Zimmerpflanzen, unsauberen Händen etc.) unerwünschte Mikroorganismen bilden. Keinesfalls sollten Sie eine Kombuchakultur, die bereits Schimmelpilze angesetzt hat, einfach nur abwaschen. Sie gehört, um eine Gefährdung Ihrer Gesundheit zu vermeiden, auf den Kompost.

So erkennen Sie, dass Ihr Kombuchapilz von Schimmel befallen ist:

- Es bildet sich keine Kohlensäure im Getränk.
- Das Getränk riecht muffig.
- Auf der Oberfläche lassen sich feine Härchen und eine grünliche Verfärbung erkennen.

Sofern Sie das fertige Kombuchagetränk lange aufbewahren, kann sich eine leichte Trübung in der Flasche zeigen. Sie ist auf die aktiven Hefezellen zurückzuführen und braucht Sie nicht zu beunruhigen.

Gärung ohne Ansatzflüssigkeit

Sollte Ihnen aus irgendeinem Grunde keine Ansatzflüssigkeit zur Verfügung stehen, so können Sie stattdessen pro Liter 2 bis 4 Esslöffel eines beliebigen abgekochten Essigs verwenden. 1 Zitronenscheibe pro Liter kann den Gärvorgang beschleunigen. Beim Abfüllen des Getränks sollten Sie darauf achten, sich für den nächsten Gärvorgang 10 Prozent der vorgesehenen Teemenge zu reservieren, z. B. 300 Milliliter für 3 Liter Tee.

Wenn Sie aus irgendeinem Grund vergessen haben, die Ansatzflüssigkeit in den Tee mit hineinzugeben und der Tee ca. 3 Tage ohne Ansatzflüssigkeit steht, dann ist die Wahrscheinlichkeit der Schimmelbildung sehr groß. Sie sollten in diesem Fall ganz neu beginnen, d. h., Sie sollten sich von dem verwendeten Pilz und der Gärlösung trennen und das Gärgefäß gründlich mit heißem Wasser und Essig reinigen.

Nachgärung zur Verfeinerung

Wenn Sie das fertige Getränk in Flaschen aufbewahren, findet immer eine Nachgärung statt. Legen Sie Wert darauf, dass das Getränk an Säure gewinnt, unterstützen Sie die Nachgärung in den Flaschen, indem Sie das Getränk nicht durch den Strumpf filtern.

Außerdem sollten Sie die Flaschen nicht ganz füllen, damit noch genügend Sauerstoff für die Nachgärung vorhanden ist.

Soll sich das Getränk in den Flaschen lange halten, machen Sie die Flaschen randvoll, und stellen Sie sie möglichst in den Kühlschrank oder in den kühlen Keller. Wenn Sie eine Nachgärung wünschen, lassen Sie die Flaschen bei Zimmertemperatur einige Tage stehen, und stellen Sie sie dann erst kühl.

Ist das Kombuchagetränk durch zu lange Lagerung zu sauer geworden, können Sie es mit Apfelsaft verdünnen und als Essig verwenden.

Zur Geschmacksverbesserung oder Verfeinerung können Sie Früchte, Rosinen oder Ingwerscheiben in das fertige Getränk geben, aber erst nach Entnahme des Pilzes. Das bereichert nicht nur Ihr Getränk, sondern sieht auch sehr hübsch aus. Variieren Sie selbst nach Geschmack und Belieben.

Vorsicht bei Überdruck

Wenn das Kombuchagetränk vermehrt Kohlensäure entwickelt, sollten Sie als Verschluss lieber einen Korken wählen, der bei Überdruck herausgedrückt werden kann, so dass die Flasche nicht platzt bzw. sich beim Öffnen eine Fontäne ergießt.

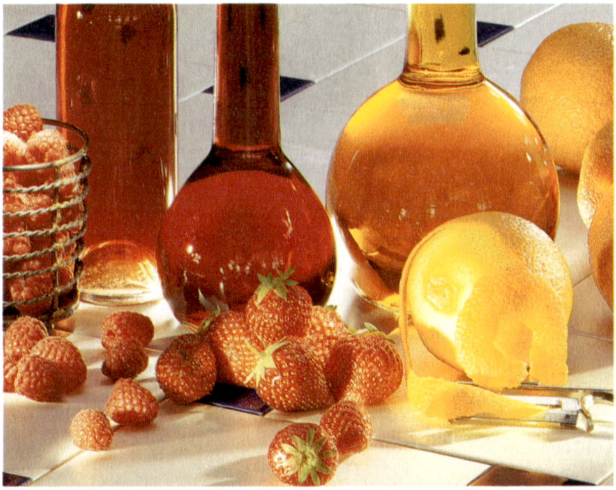

Wenn Sie das Kombuchagetränk verschenken möchten, füllen Sie es in eine schöne Flasche und geben ein paar Früchte Ihrer Wahl hinzu. Das sieht nicht nur dekorativ aus, sondern schmeckt auch noch gut.

Dauerfermentation

Es gibt noch eine andere Möglichkeit, Kombucha anzusetzen, und zwar mit der Dauerfermentation. Man setzt, wie oben beschrieben, Kombucha an und ersetzt die abgefüllte Menge durch gesüßten Tee. Dazu sollte man einen größeren Steintopf mit Öffnungshahn benutzen. Ist der Hahn einige Zentimeter über dem Bodensatz angebracht, verbleibt ein Teil des Hefebodensatzes im Topf. Der Bodensatz kann mit einem Holzlöffel auch etwas in Bewegung gebracht werden; er ist dann im Getränk enthalten. Dies empfiehlt sich, da es sich hierbei um wertvolle Hefejungzellen handelt.

Bei der Dauerfermentation benötigt der Pilz keine besondere Pflege, es sei denn, es bildet sich ein bräunliches Gewebe an der Unterseite. Dann handelt es sich um abgestorbene Hefezellen, die mit den Fingern leicht abgezupft werden sollten.

Wenn der Pilz etwas schleimig oder glitschig wirkt, spülen Sie ihn mit lauwarmem Wasser gut ab, und legen Sie ihn wieder auf den Ansatz. Das Gefäß muss nur selten gereinigt werden. Durch die antibakterielle Eigenschaft hält sich das Getränk weitgehend selbst rein.

Gleichbleibende Wärme, wenig Licht und Ruhe sind für das Gedeihen des Kombuchapilzes die wichtigste Voraussetzung. Bevor Sie mit der Züchtung beginnen, sollten Sie also genau überlegen, ob Sie dem Pilz diese Lebensbedingungen auch bieten können.

Wichtige Voraussetzung

Bei der Dauerfermentation ist wegen der benötigten gleichbleibenden Temperatur eine Wärmeplatte, wie sie auch zum Bierbrauen verwendet wird, angebracht (Bezugsquellen siehe Seite 126). Selbstverständlich können Sie auch bei dieser Methode einen Aquariumheizstab verwenden. Dieser ist im Zoofachhandel für ca. 18 EUR erhältlich. Rühren Sie die Flüssigkeit einmal am Tag um, damit sich die Wärme gleichmäßig verteilt und das Getränk genügend Sauerstoff bekommt.

Die gleichbleibende Wärme ist für den Gärvorgang sehr wichtig. Wenn in der kühleren Jahreszeit Temperaturschwankungen von mehr als 5 °C an der Tagesordnung sind, ist es gut, für eine Quelle zu sorgen, die gleichmäßige Wärme erzeugt.

Kombuchafertigprodukte

Bevor Sie sich zum Kombuchazüchter entwickeln, sollten Sie das Getränk erst einmal probieren. Dabei empfiehlt es sich, Produkte aus kontrolliert biologischem Anbau zu wählen (im Reformhaus und Naturkostladen erhältlich), die garantiert ohne schädigende Zusatzstoffe hergestellt wurden.

Seit etwa einem Jahr wird der Markt mit den verschiedensten Kombuchafertigprodukten überschwemmt, teilweise von überraschend guter Qualität. Erstaunlich ist allerdings die angegebene Haltbarkeitsdauer von ein bis zwei Jahren. Bekanntlich gibt es bei Kombucha eine Nachgärung in den Flaschen. Sollten hier chemische Konservierungsmittel benutzt worden sein, so müsste dies unbedingt auf dem Etikett vermerkt sein. Findet über längere Zeit keine Geschmacksveränderung statt, so handelt es sich bei dem Getränk nicht um ein lebendiges, vollwertiges Lebensmittel.
Die Nachgärung kann auch durch Erhitzen oder Bestrahlung verhindert werden. Diese Methode muss auf dem Etikett nicht deklariert werden. Mit anderen Worten, die wichtigen mikrobiologischen Bestandteile, die uns bei der Heilung so wichtig sind, werden zugunsten der Haltbarkeit vernichtet.

Süßen – aber richtig

Gesundheitsbewusste Menschen vermeiden in ihrer Küche weißen Zucker (Saccharose), und das nicht zu Unrecht, schließlich ist der industriell gefertigte Zucker nicht nur Gift für die Zähne, sondern er raubt unserem Körper auch noch das äußerst wichtige Nervenvitamin B1. Dennoch wird für das Kombuchagetränk weißer Zucker verwendet. Dies hat folgenden Grund:

Die Mikroorganismen der Kombuchakultur brauchen für ihre Stoffwechseltätigkeit und ihr Wachstum eine Nährlösung aus Zucker und Tee. Im Gegensatz zu Vollrohrzucker und Honig ist der weiße Zucker leicht und optimal von der Kultur zu verarbeiten. Die Aufspaltung von Zweifachzucker in Traubenzucker (Glukose) und Fruchtzucker (Fruktose) übernehmen beim Gärvorgang des Kombucha die Enzyme der Hefen und die Essigbakterien. Dabei erzeugen diese Mikroorganismen reichlich Vitamine und andere Vitalstoffe. Nach sieben Tagen Gärung sind von dem Einfachzucker nur noch 35 Gramm pro Liter vorhanden (bei anfänglicher Verwendung von 100 Gramm Zucker pro Liter). Da sich der Traubenzucker schneller umwandelt, besteht der Restzucker aus Fruchtzucker (Fruktose).

Ohne Zucker keine Gärung: Während des Gärungsprozesses wandeln die Essigsäurebakterien den Zucker in Zellulose um, so dass der Pilz wachsen kann, gleichzeitig spalten die Hefezellen des Pilzes den Zucker in Alkohol und Kohlensäure auf.

Das richtige Maß

In der Regel werden bei einem Liter Tee 70 bis 100 Gramm Zucker zugesetzt. Wird weniger Anfangszucker verwendet, bilden sich weniger Stoffwechselprodukte, auf die es bei der Gesundung ankommt.

Wenn Sie Zucker meiden müssen

Wie vorstehend bereits dargelegt, wird der weiße Zucker in Traubenzucker und Fruchtzucker umgewandelt. Dabei wird der Traubenzucker schneller als der Fruchtzucker von den Mikroorganismen verdaut, so dass nach etwa sieben Tagen überwiegend Fruchtzucker übrig bleibt, und zwar etwa 35 Gramm bei 100 Gramm weißem Zucker im Ansatz.

Generell wird Fruchtzucker von Diabetikern besser als weißer Zucker verarbeitet. Erkundigen Sie sich dennoch am besten bei Ihrem Arzt über die für Sie zulässige Zuckermenge und -art.

Niedriger Zuckergehalt durch längere Gärdauer

Wenn Sie aus bestimmten Gründen den Restzuckergehalt reduzieren möchten, empfiehlt sich eine Gärdauer von mehr als sieben Tagen. Je länger die Gärung andauert, desto mehr Restzucker wird in Säure umgewandelt. Der dadurch entstehende saure Kombucha sollte sehr gut mit Wasser verdünnt werden. Es ist auch möglich, die Säure mit Natronpulver (Natriumbikarbonat) abzumildern.

Dieses Vorgehen ist besonders Diabetikern zu empfehlen. Sie sollten in der ersten Zeit nach dem Genuss des Kombuchagetränks ihren Blutzuckerspiegel besonders gut im Auge behalten, denn darauf hat der enthaltene Zucker natürlich Auswirkungen. Dennoch ist vom Genuss des Kombuchagetränks für Diabetiker nicht generell abzuraten. Im Gegenteil: In der Literatur wird wiederholt von Besserungen gerade bei Diabetes mellitus berichtet.

Empfohlen werden für Diabetiker auch die Kombuchatropfen, die aus dem ausgepressten Pilz gewonnen werden.

Nach einigen Tagen des Gärprozesses ist der gesamte Zucker zu Alkohol vergoren. Personen, die keine süßen Getränke mögen, brauchen auf Kombucha also nicht zu verzichten.

Seien Sie nicht allzu sparsam

Auch wenn es vielleicht gut gemeint ist: Sparen Sie bei der Herstellung des Kombuchagetränks nicht allzu sehr an Zucker. Die Zuckermenge, die zu Beginn der Herstellung zugesetzt wird, kann zwar bis auf 50 Gramm herabgesetzt werden, die Gärdauer sollte dann jedoch nicht mehr als drei, maximal vier Tage betragen. Andernfalls degeneriert der Pilz, das bedeutet, er stirbt ab und wird unbrauchbar, da ihm die zuckerarme Nährlösung nicht das adäquate Milieu zur Weiterentwicklung und zum Wachstum bietet.

Honig oder Zucker

Der Gesundheit zuliebe greifen viele Menschen zum Süßen von Speisen und Getränken auf Honig zurück. Zur Herstellung des Kombuchagetränks eignet er sich allerdings nur bedingt. Honig enthält nämlich nur wenig Saccharose (Zweifachzucker), wie ihn die Mikroorganismen – und ganz besonders die Hefen – im Kombucha für den Gärprozess benötigen. Die Saccharose im Honig ist bereits in einen größeren Anteil Fruktose und einen kleineren Anteil Glukose umgewandelt, so dass sich die Essigbakterien stärker entwickeln als die Hefen. Außerdem hat Honig eine bakterienhemmende Kraft, und die Bildung und Vermehrung bestimmter Bakterien ist bekanntlich eine wichtige Voraussetzung für eine erfolgreiche Herstellung des Kombuchagetränks. Die Erfahrung hat gezeigt, dass das Getränk bei Honigverwendung saurer wird und dass der Pilz häufig nach einem Jahr seinen Dienst einstellt.

Kombuchakenner, die ihr Getränk lieber mit Honig zubereiten, verwenden als Teebasis keinen grünen oder schwarzen Tee, sondern Holunderblütentee, der bekanntlich die heilenden Wirkstoffe des Honigs am besten zur Entfaltung bringt.

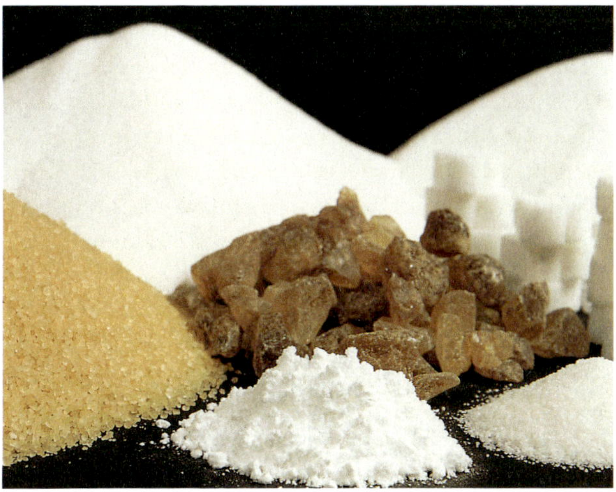

Auch wenn brauner Zucker oder Honig gesünder ist – mit weißem Zucker gelingt das Kombuchagetränk am besten.

Möchten Sie statt weißem Zucker doch lieber Honig verwenden, weil er im Gegensatz zu weißem Industriezucker (Saccharose) eine Vielzahl an Vitalstoffen enthält, so ist es ratsam, nur jeden zweiten Ansatz mit Honig zu machen. Andernfalls kann sich die Pilzkultur verändern. Außerdem sollten Sie zur Sicherheit einen Reservepilz im Kühlschrank aufbewahren.

Sofern Sie Ihr Kombuchagetränk mit Honig zubereiten, sollten Sie eine Sorte aus kontrolliert biologischer Herstellung, ohne Zusatzstoffe verwenden und darauf achten, dass der Honig kaltgeschleudert wurde (erhältlich im Reformhaus oder Naturkostladen).

Da der Zuckeranteil im Honig nur 70 bis 80 Prozent beträgt, muss der Moniganteil entsprechend erhöht werden. Wenn Sie Honig zur Herstellung des Kombuchagetränks verwenden möchten, sollten Sie für einen Liter Tee 125 Gramm Honig verwenden. Sollten Sie festen Honig verwenden, erwärmen Sie diesen zuerst. Gehen Sie dabei jedoch vorsichtig vor, und achten Sie darauf, den Honig nicht über 40 °C warm werden zu lassen, denn dabei gehen viele Biostoffe verloren. Ein längeres Bad im nur leicht warmen Wasser eignet sich zur vorsichtigen Erwärmung besonders gut.

Vollrohrzucker

Vollrohrzucker wird aus getrocknetem Zuckerrohrsaft gewonnen und hat eine Fülle von wertvollen Begleitstoffen. Die Erfahrung zeigt jedoch, dass dieser für die Küche sehr wertvolle Zucker für die Kombuchaherstellung nicht besonders gut geeignet ist, denn dieser Zucker ist für den Pilz nur sehr schwer zu verarbeiten. Bei Verwendung von Vollrohrzucker wird zudem deutlich weniger Säure erzeugt, was die Qualität des fertigen Getränks deutlich mindert. Außerdem verändert sich der Geschmack des Getränks zum Negativen. Es nimmt einen dunkelbraunen Farbton an, wird trübe und flockt unter Umständen aus. Dadurch wird es zwar nicht ungenießbar, der Anblick ist jedoch nicht besonders appetitlich.

Die Heilkraft von Kombuchatropfen

Kombuchatropfen besitzen eine heilsame Wirkung bei Entzündungen und fiebrigen Infekten, allergischen Zuständen, Schlafstörungen, Müdigkeit, Erschöpfungszuständen, Abwehrschwäche und Stoffwechselproblemen verschiedenster Art. Sie eignen sich auch besonders gut für Diabetiker, da sie im Gegensatz zum Gärgetränk keinerlei Zucker enthalten.

Kombuchatropfen eignen sich auch als Badezusatz bei langwierigen Hautproblemen: Verrühren Sie 10 Tropfen in 1/2 Glas Sahne, und fügen Sie das Ganze dem Badewasser zu.

Zubereitung der Kombuchatropfen

Die Herstellung von Kombuchatropfen ist völlig unkompliziert. Sie benötigen dazu lediglich Folgendes:
1 gesunden Pilz • 1 Knoblauchpresse • 1 sauberes dünnes Tuch (z. B. Taschentuch) • 1 Pipettenflasche von 50 ml • 25 ml Trinkalkohol (70 %) aus der Apotheke (Weingeist) • 1 kleinen Trichter
Aus dem Pilz werden jeweils kleine Stücke mit einer sauberen Schere herausgeschnitten. Die Knoblauchpresse mit einem Tüchlein auslegen, die Pilzstücke hineingeben und mit dem Tuch zudecken. Den ausgepressten Saft in die Pipettenflasche laufen lassen, bis diese zur Hälfte gefüllt ist. Nun den Trinkalkohol dazugeben. Dadurch sind die Kombuchatropfen, die jetzt 35 Prozent Alkohol enthalten, sehr lange haltbar.

Für Kinder alkoholfrei

Wer für Kleinkinder oder auch Säuglinge die Tinktur ohne Alkohol bereiten möchte, kann diese Presstropfen jeden Tag neu herstellen. Der Saft aus dem Pilz enthält die Vitalstoffe des Gärgetränks in konzentrierter Form. In der Literatur werden für einen Erwachsenen 3-mal täglich 15 bis 20 Tropfen auf 1 Glas Wasser empfohlen. Kinder nehmen entsprechend weniger ein.

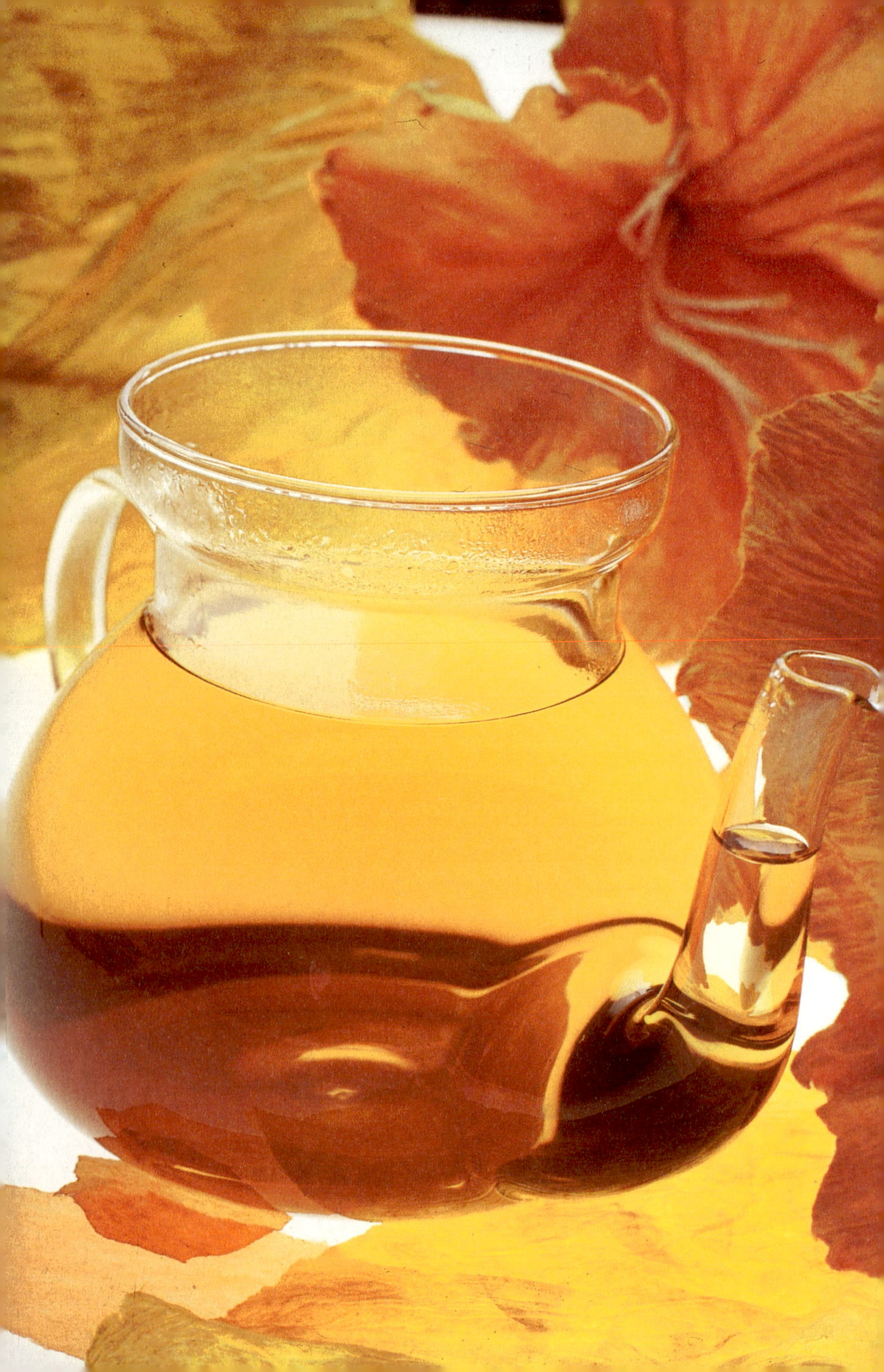

Welcher Tee eignet sich für Kombucha?

Zur Zubereitung des Kombuchagetränks wird in Asien grüner und schwarzer Tee verwendet. Denn um die vielseitigen Vitalstoffe zu produzieren, benötigen die Mikroorganismen des Kombuchapilzes Stickstoffe, Mineralien und Spurenelemente, die im Teeaufguss vorhanden sind. Wenn man sich näher mit den Inhaltsstoffen von schwarzem Tee und grünem Tee befasst, dann treten die Vorteile des grünen Tees klar hervor. Doch letztlich ist es eine Frage des persönlichen Geschmacks und der beabsichtigten Wirkung, welchem Tee Sie den Vorzug geben.

Wer auf ein Kombuchagetränk mit hohem Milchsäuregehalt Wert legt, sollte zu seiner Herstellung schwarzen Tee als Basis verwenden.

Eigenschaften von schwarzem Tee

Bei der Herstellung von schwarzem Tee werden die Teeblätter vergoren (fermentiert). Bei der Fermentation finden chemische Oxidationsprozesse statt, in deren Verlauf ein großer Teil der Gerbstoffe unwirksam werden. Dadurch verändert sich der Geschmack, der schwarze Tee verliert an Bitterkeit. Gleichzeitig gewinnt er an Tein (Koffein), das relativ schnell ans Blut abgegeben wird.

Schutzstoffe gehen verloren

Die Gerbsäuren sind aber nicht nur für den bitteren Geschmack des Tees verantwortlich, sie machen auch die besonderen Schutz- und Heilstoffe des Tees aus. Deren Wirkungen sind im schwarzen Tee also erheblich eingeschränkt. Damit ist er weniger als Heilgetränk sondern eher als Genussmittel anzusehen.

Den Kombucha können Sie auch mit verschiedenen Kräutertees ansetzen. Dadurch lässt sich die heilende Wirkung noch steigern.

Grüner Tee – die ideale Basis

Bei der Herstellung von grünem Tee wird auf das Fermentieren verzichtet. Auf diese Weise bleiben die heilkräftigen Inhaltsstoffe voll erhalten.

In China lässt man grünen Tee nur ganz leicht anfermentieren. Er wird in großen Pfannen über dem Feuer geröstet und erhält dadurch seinen leichten Röstgeschmack. Aufgegossen leuchtet der Tee dann orangefarben (Oolong).

In Japan dagegen wird grüner Tee in seiner natürlichen Fermentation durch Wasserdampf gestoppt. Das fertige Getränk hat eine zitronengelbe bis grünliche Färbung. Durch das schonende Verfahren bleiben die Heilkräfte des grünen Tees bei der japanischen Zubereitung vollständig erhalten.

Beachten Sie bitte, dass der Tee aus kontrolliert biologischem Anbau stammen sollte.

Grüner Tee ist ein ausgesprochener Gesundheitstrunk, der auch bei reichlichem Genuss keine Nebenwirkungen aufweist. Mit seinen heilenden Wirkstoffen fördert er die Konzentration und die Gehirnfunktion, ohne dabei den Kreislauf allzu stark anzuregen.

Wie grüner Tee wirkt

Grüner Tee besitzt eine ganze Menge Eigenschaften, die sich positiv auf Ihre Gesundheit auswirken:

- Er wirkt entzündungshemmend, d.h., er kann Viren, Bakterien und Pilze vernichten.
- Grüner Tee beruhigt Magen und Darm.
- Grüner Tee enthält die Antioxidanzien Vitamin C, E und Beta-Karotin. Der Vitamin-C-Gehalt liegt um ein Vielfaches höher als bei schwarzem Tee.
- Auch grüner Tee besitzt die belebende und erfrischende Wirkung durch Koffein.
- Der Tee liefert wertvolle Mineralien und das Spurenelement Fluor.
- Ein Krebs vorbeugender Effekt konnte, besonders in der Frühphase, beobachtet werden.

Krebs hemmende Gerbstoffe

Die moderne Wissenschaft entdeckte in den so genannten Antioxidanzien (dazu gehören u. a. Vitamin C, Vitamin E, Beta-Karotin, Selen) besondere Schutzstoffe, die sowohl den Zelluntergang als auch Zellvergiftungen, Alterung oder krebsige Entartung menschlicher Zellen verhindern.

In langjährigen Forschungen mit japanischem Grüntee zeigte es sich, dass auch Gerbstoffe, die so genannten Teetannine (Polyphenole oder Katechine, besonders das EGCG), zu diesen wichtigen Schutzstoffen zählen. Diese wirken sogar noch stärker antioxidativ (zellschützend) als z. B. Vitamin C und Vitamin E.

Mit ihrem Gerbstoffcharakter sind die Teetannine für den bitteren, adstringierenden (zusammenziehenden) Geschmack des grünen Tees verantwortlich. Diese wertvollen Katechine, die beachtliche vor Krebs schützende Wirkungen haben, bleiben besonders bei der schonenden japanischen Verarbeitung unverändert erhalten.

Mittlerweile sind auch hierzulande unterschiedliche Grünteesorten erhältlich, die sich vor allem im Geschmack – von mild bis sehr herb – unterscheiden. Probieren Sie den Tee Ihrer Wahl erst aus, bevor Sie mit ihm ein Kombuchagetränk herstellen.

Vorbeugung mit grünem Tee

Weltweit wurden langjährige Studien über die Eigenschaften von grünem Tee durchgeführt. Folgende Wirkungen wurden dabei nachwiesen:

- Grüner Tee vermindert das Krebsrisiko, ganz besonders bei Speiseröhre, Magen und Darm.
- Er schützt die DNA vor oxidativen Schäden.
- Er wirkt gegen Viren und Bakterien.
- Er schützt Blut und Gefäße und verringert das Risiko von Herz- und Kreislauferkrankungen.
- Er verringert die schädliche LDL-Cholesterinfraktion.
- Er wirkt Zellwucherungen entgegen (antiproliferativ).

Grüner Tee gegen Darminfektionen

In der asiatischen Naturheilkunde setzte man seit langem bei Durchfallerkrankungen und Magen-Darm-Infektionen erfolgreich grünen Tee ein. Es zeigte sich, dass grüner Tee bestimmte Bakterienstämme wie Cholerabakterien, Streptokokken, Enterobakterien wie auch Proteusbakterien im Darm deutlich in ihrem Wachstum hemmt.

Grüner Tee ist auch reich an Thiamin, also Vitamin B1, das für den Kohlenhydratstoffwechsel im Körper wichtig ist und außerdem eine nervenberuhigende Wirkung besitzt.

Auf die wichtigen Milchsäuredarmbakterien übt grüner Tee dagegen einen positiven Effekt aus. Eine zahlenmäßige Erhöhung dieser wichtigen Darmsymbionten konnte sicher nachgewiesen werden.

An einer Moskauer Klinik wurde in Studien die antibiotische Wirkung von grünem Tee sogar gegen Ruhrerreger bewiesen.

Schutzwirkung gegen Grippe

Die Teetannine (pflanzliche Gerbstoffe) weisen auch antivirale Wirkungen auf. Insbesondere das Influenzavirus wird deutlich gehemmt. Wer regelmäßig grünen Tee trinkt, kann sich wirksamer gegen alljährlich kursierende Grippewellen schützen. Dieselbe Schutzwirkung zeigt grüner Tee auch bei Darmgrippe.

Ein Schatz der Natur

Der unfermentierte grüne Tee gilt als ein wahrer Gesundheitsschatz in der Apotheke der Natur: Nicht umsonst wird er in seiner asiatischen Heimat so viel getrunken, denn er enthält eine erstaunliche Menge wirksamer Substanzen. Schädliche Keime sterben durch grünen Tee ab, nützliche Darmbakterien hingegen vermehren sich.

Vorbeugung gegen Arteriosklerose

Grüner Tee verhindert weitaus stärker als das ebenfalls starke Vitamin C die Bildung der negativen Cholesterinfraktion, des so genannten LDL-Cholesterins. Im Gegensatz zu diesem gesunden Tee erhöht starker Kaffeekonsum den Cholesterinspiegel deutlich.
Grüner Tee regeneriert auch wirksam brüchige Gefäße. Gute Erfolge zeigen sich bei Menschen mit starker Neigung zu blauen Flecken, Blutungen und Krampfadern. Ebenso verbessert grüner Tee die Haut durch seine hautschützenden Vitamine. Er fördert die Hautdurchblutung und ist daher besonders für Menschen mit sensibler Haut zu empfehlen.

Personen, die auf Grund von Arteriosklerose eine Neigung zur Thrombosebildung besitzen, sollten das Kombuchagetränk unbedingt mit grünem Tee zubereiten, da dessen Inhaltsstoffe Thrombosen vorbeugen können.

Mit grünem Tee Nierensteine verhindern

Erfahrungen der japanischen Naturheilkunde zeigen, dass der reichliche Genuss von grünem Tee generell die Bildung von Steinen in Harnwegen und Gallenblase verhindert. Auch bei Verhärtungen und Ablagerungen (grauer Star) im Auge konnte die vorbeugende Wirkung von grünem Tee nachgewiesen werden.

Welcher Tee ist der beste?

Bei Ihrem Teehändler gibt es wahrscheinlich verschiedene Sorten grünen Tee. Welchen Sie wählen, hängt vor allem von Ihrem Geschmack ab. Dabei ist allerdings zu beachten, dass der Tee rein ist, d.h. nicht gespritzt und vor allem nicht bestrahlt wurde.
Nur mit Tee aus kontrolliert biologischem Anbau können Sie dem Kombuchapilz ein langes Leben bescheren. Leider ist diese Garantie bei grünem Tee in Aufgussbeuteln, wie sie im Lebensmittelhandel erhältlich sind, nicht gegeben.

Kräutertees & Co.

Natürlich können Sie Ihr Kombuchagetränk auch mit verschiedenen Kräutertees, besser noch mit einer Mischung aus grünem Tee und Kräutern ansetzen. Nachdem Sie sich mit der grundsätzlichen Zubereitung vertraut gemacht haben, können Sie nach eigenem Gutdünken variieren.

Beim Umgang mit Kräutern sollten Sie allerdings einige Punkte beachten, damit Ihr Kombuchagetränk seine heilende Wirkung entfalten kann.

Achtung! Nicht zu empfehlen ist die Kombination von Kombucha mit Anis, Heidelbeerblättern oder Mate. Baldrian und Johanniskraut sind nur eingeschränkt zu empfehlen und keinesfalls für eine mehrmonatige Kur geeignet. Angelika, Liebstöckel, Rosmarin, Salbei, Thymian und Wacholder sollten nicht während der Schwangerschaft verwendet werden.

Kombucha ist empfindlich

Auch bei Kräutertee gilt: Verwenden Sie Blüten, Blätter und Kräuter jeweils nur aus kontrolliert biologischem Anbau, aus dem eigenen Garten oder eventuell aus Wildwuchs.

Wählen Sie beim Ansetzen Ihres Kombuchagetränks keine Teesorten, die einen hohen Gehalt an ätherischen Ölen aufweisen. Diese Öle können den Gärprozess behindern, da sie stark bakterienabtötend wirken.

Keine frischen Kräuter verwenden

Verwenden Sie Tee und Kräuter nur in getrocknetem Zustand. Frische Kräuter sind zur Zubereitung mit Kombucha nicht geeignet. Sie verursachen eine Fehlgärung. Auch sollten Sie kein getrocknetes Obst in den Gärtopf geben, da sich dadurch sehr leicht unerwünschte Keime bilden (Schimmel, Fäulnis).

In das fertige Getränk können Sie jedoch je nach Geschmack Weinbeeren, Korinthen oder auch etwas gekochtes Obst geben. Die Mikroorganismen des fertigen Getränks sind so stark entwickelt, dass sie hier leicht die Oberhand behalten.

Umgang mit Kräutern

Je nach Geschmack oder Beschwerden können Sie die verschiedenen Heilpflanzentees dem Gäransatz zusetzen. Auf 1 Liter Zuckerwasser nimmt man dabei 1 Teelöffel grünen Tee und 3 Teelöffel Kräutertee. Der Aufguss sollte 15 Minuten lang ziehen.

Wenn die Kräuter zu viel ätherische Öle enthalten, wie z. B. Pfefferminze, Rosmarin, Salbei oder Fenchel, können Sie sie später in das fertige Gärgetränk geben. Auch bei nachträglicher Zugabe tritt noch eine besondere Aufschließung durch den weiterhin langsam ablaufenden Gärvorgang ein.

Kräuter wie Fenchel, Kamille, Melisse oder Pfefferminze enthalten hochwirksame ätherische Öle, die jedoch in Kombination mit Kombucha nicht mehr zu ihrer vollen Entfaltung kommen und die Entwicklung des Pilzes eventuell beeinträchtigen können.

Bodennahe Kräuter vermeiden

Verwenden Sie möglichst Blätter und Blüten, die in der Natur einen hohen und herausgehobenen Standort haben, wie z.B. Birkenblätter, Himbeerblätter, Weißdorn, Blätter von Schwarzen Johannisbeeren, Holunder- oder Königskerzenblüten.

Pflanzen, die sehr nahe am Erdboden wachsen, wie z. B. Erdbeeren, kommen leichter mit Verschmutzungen und fremden Mikroorganismen in Berührung. Außerdem sammeln sich alle Verschmutzungen des Regenwassers unten am Boden an.

Vergärung zur Wirkungssteigerung

In Kombination mit Kombucha verstärken die Kräuter ihre Wirkung, denn Kräutertee, der über den Vorgang der Vergärung aufgeschlossen wird, potenziert seine Heilkraft beträchtlich. Bereits Paracelsus arbeitete mit Vergärung von Heilpflanzen und erzielte damit seine heute noch gerühmten Erfolge.

Grüner Tee und Zitronengras

Für eine Frühjahrsentgiftungskur eignet sich besonders die Kombination von Kombucha und Brennnessel oder Löwenzahn, die beide außerordentlich harntreibend, blutreinigend und entgiftend wirken.

Grüner Tee ist die ideale Grundlage eines jeden Ansatzes. In der Herstellungsanleitung auf Seite 64 wurde das Rezept mit Zitronengras beschrieben. Dieses Getränk schmeckt herrlich erfrischend und fruchtig. Zitronengras enthält 0,4 Prozent ätherisches Öl. Außerdem ist dieses Öl reich an Vitamin C.

Lindenblütentee

Mit Lindenblüten kombiniert, wird Ihr Kombuchagetränk besonders weich und angenehm im Geschmack. Lindenblütentee wirkt krampfstillend, beruhigend, entspannend und schlaffördernd. Ähnlich wie Holunderblütentee hat er gewebe- und blutreinigende sowie stark schweißtreibende Wirkung.

Schon Pfarrer Kneipp empfiehlt Lindenblütentee bei Nierenleiden, Wassersucht und bei Verschleimung der Lunge. Besonders alte, verschleppte Bronchialkatarrhe sprechen gut auf Lindenblütenaufguss an.

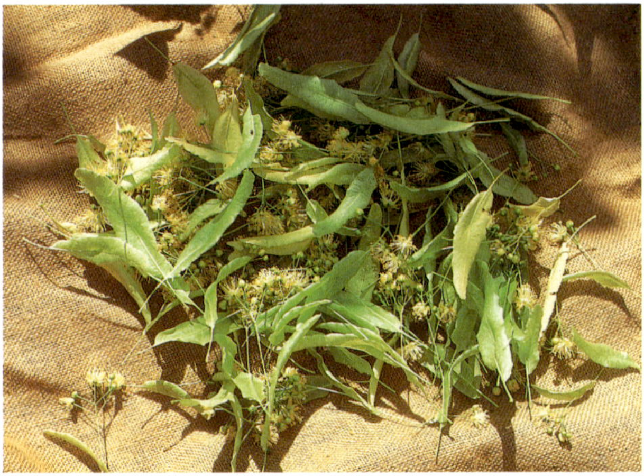

Da Lindenblüten nur sehr wenig ätherische Öle enthalten, eignen sie sich hervorragend für den Ansatz eines Kombuchapilzes. Lindenblüten sind wirksam bei Erkältungen und Infektionen.

Holunderblüten – außergewöhnlich köstlich

Fügt man dem grünen Tee pro Liter 2 bis 3 Teelöffel Holunderblüten hinzu, dann bekommmt der Tee ein köstliches Aroma und einen besonderen Sektcharakter. Holunder regt besonders die Tätigkeit der Schweißdrüsen an. Dadurch hilft er bei der Entgiftung des Bindegewebes über die Haut, z. B. bei allen Erkältungskrankheiten, bei Bronchitis, Husten, Grippe, Schnupfen, Lungenerkrankungen bis zu Asthma und bei allen rheumatischen Erkrankungen.
Holunderblüten können Sie im Frühsommer ganz einfach selbst sammeln. Zum Trocknen der Blüten ist ein warmer Dachboden ideal, denn die Blüten sollten möglichst schnell und ohne direkte Sonnenbestrahlung trocken werden. Von der Zugabe von Holunderblütensirup zum Kombucha ist allerdings abzuraten.

Bei Erkrankungen der Atemwege haben sich vor allem Kombinationen mit Kombucha und Malve oder Spitzwegerich bewährt. Beide Heilpflanzen wirken schleimlösend, reizstillend bei Husten und Keuchhusten und lindern die Entzündungsreaktion.

Königskerzenblüten – traumhaft gut

Ein weiterer Geheimtipp als Zusatz zum grünen Tee sind Königskerzenblüten. Damit wird der Tee besonders fein und vollmundig.
Der Tee enthält sehr viel pflanzlichen Schleim, der angegriffene Schleimhäute wieder regeneriert. Er ist eines der besten Naturheilmittel bei allen entzündlichen Erkrankungen der Luftwege, sei es Heiserkeit, Bronchitis, Asthma oder Husten.
Königskerzenblütentee wirkt krampfstillend, zugleich fiebersenkend, harn- und schweißtreibend. Auch hat er heilende Wirkung auf Entzündungen des Magen-Darm-Kanals. Bei Angstgefühlen, Nervosität, Herzklopfen und Störungen des Herzrhythmus, Koliken, Magenkrämpfen wie auch Neuralgien (Nervenschmerzen) wirkt der Tee beruhigend und krampflösend.

Ringelblüten zur Blutreinigung

Die Ringelblume hat eine vielseitig schützende Kraft. Ihre Wirkung auf die Leber- und Gallensekretion ist erwiesen. Sie ist harntreibend, blutreinigend, abführend, schweißtreibend und hilft bei Erbrechen.

Sie unterstützt die Leber bei ihrer Entgiftungsarbeit. Durch diese stark entgiftende Kraft sorgt die Ringelblume, eine Woche vor dem vermutlichen Eintritt der Regel getrunken, für eine schmerzlose Periode. Auch hilft sie sehr gut bei Problemen der Wechseljahre. Im Verdauungstrakt lindert die Ringelblume Magen- und Darmentzündungen sowie -geschwüre.

Lassen Sie diese schönen orangegelben Blumen in Ihrem Garten wachsen. So können Sie sicher sein, dass Sie gesunde Blüten verwenden.

Die heilenden Inhaltsstoffe der Johannisbeere haben sich auch bei rheumatischen Erkrankungen und Gicht bewährt, da sie besonders harntreibend wirken und zudem den Abbau der abgelagerten Harnsäure begünstigen.

Die Blätter der Schwarzen Johannisbeere

Man pflückt die Blätter des Schwarzen Johannisbeerstrauchs im Juni, wobei nur die Blätter und nicht die Stängel gesammelt werden sollen. Drehen Sie jedes Blatt um: Diese Blätter werden auf der Unterseite leicht von Kronrost, einem Pilz, befallen. Sie dürfen nur ganz gesunde Blätter verwenden.

Die Blätter enthalten Gerbstoff, organische Säuren und Spuren eines ätherischen Öls. Sie werden zur Anregung der Nierentätigkeit sowie bei Arterienverkalkung (Arteriosklerose) eingesetzt. Ferner wird der Tee bei Wassersucht, Durchfall, Koliken, Migräne und krampfartigen Hustenanfällen empfohlen.

Pfarrer Kneipp berichtet, dass Tee aus den Blättern der Schwarzen Johannisbeere selbst in schwierigen Fällen von Nierenbeckenentzündungen, Grieß- und Blasenleiden geholfen habe.

Weißdorn bringt frische Energie

Wer auf ein generelles Stärkungsmittel Wert legt, das dabei auch noch sehr gut schmeckt, sollte zu Weißdornblüten und -blättern greifen. Weißdorn gehört zu den wenigen Heilpflanzen, die ständig verwendet werden können, da er auch bei längerem Gebrauch absolut ungiftig ist. Der Geschmack ist sehr fein und mild.

Weißdorn sorgt für bessere Nerven und Schlaf und stärkt ganz allgemein bei körperlicher Schwäche. Seine gute Wirkung zeigt sich jedoch erst bei einer längeren Anwendung.

Weißdorn verstärkt und reguliert die Herztätigkeit. Er regelt den Blutdruck, d.h., er senkt einen zu hohen und hebt einen zu schwachen Blutdruck an. Besonders ältere Menschen sollten sich dieser großartigen Heilpflanze bedienen. Sie stärkt das Herz und beugt der Arteriosklerose vor. Langfristig bringt Weißdorn den Herzmuskelzellen mehr Sauerstoff, so dass sich ein erschöpftes Herz wieder kräftigt. Zusätzlich verjüngt die Pflanze so alle Zellen des Körpers.

Bei großem psychischem Stress kann auch ein organisch gesundes Herz mit erheblichen Herzrhythmusstörungen, Herzklopfen oder Herzschwäche reagieren. In diesem Fall sollten Sie unbedingt die Ursache für Ihre Beschwerden abstellen. Langfristiger Psychostress kann nämlich chronische Herzerkrankungen nach sich ziehen.

Kräutermischungen

Wenn Sie verschiedene Kräuter miteinander mischen wollen, beschränken Sie sich auf maximal drei Arten. Vor allem sollten Sie nicht zu viele Kräutersorten mischen, die eine ähnliche Wirkung haben.

Nicht alle Menschen reagieren gleich auf bestimmte Kräutermischungen. Durch geringfügige Veränderung der Mischung können Sie herausfinden, welche Kräuter in welcher Konzentration Ihnen gut tun.

Wichtig ist auch, dass Ihnen Ihr Kobuchagetränk schmeckt. Schließlich sollten Sie es nicht als bittere Medizin empfinden.

Brombeerblättertee

Im Frühjahr, von April bis Mai, sammelt man die jungen und zarten Blätter der Brombeerstäucher, jedoch ohne Stiele. Am besten legen Sie die Blätter an einen warmen Ort im Schatten. Notfalls kann man sie aber auch bei 35 °C im Backofen trocknen.

Kombucha mit Kräutern eignet sich auch hervorragend zur Durchführung einer Heilfastenkur im Frühjahr oder Herbst. Trinken Sie dann 3-mal täglich je 1/4 Liter Kombucha, am besten mit blutreinigenden Kräuterzusätzen, zu denen übrigens auch die Brombeerblätter gehören.

Die Brombeerblätter enthalten zahlreiche Heil- und Wirkstoffe wie Gerbstoff, Pektin, Bernstein-, Apfel-, Oxal-, Milch- und Salizylsäure. Beachtlich ist auch der Gehalt an Vitamin C.

Brombeerblättertee wirkt adstringierend (zusammenziehend) und stoppt sehr gut akute und chronische Durchfallerkrankungen. Auch bei Ruhr wurden gute Erfolge verzeichnet, ebenso bei Magenblutungen, Darmentzündungen und bei chronischer Blinddarmreizung. Die Pflanze wirkt gegen Blutungen und Blutergüsse und hilft als Gurgelwasser bei Blutungen und Entzündungen der Mundschleimhaut (Zahnfleisch) und bei Halsschmerzen.

Kleinblütiges Weidenröschen

Bei Leiden der Harnwege (Nieren/Blase) und besonders der Prostata hilft das kleinblütige Weidenröschen. Beschwerden bei Prostaterkrankungen können schlagartig aufhören, und nach einer Prostataoperation nimmt das Weidenröschen das Brennen.

Das Kombuchagetränk schmeckt sehr gut, wenn Sie pro Liter 1 Teelöffel grünen Tee mit Vanillegeschmack nehmen und 3 Teelöffel kleinblütiges Weidenröschen. Auf diese Weise wird der Heiltrank zum wahren Vergnügen. Anwendungen nach einer Operation sollten mindestens 6 Wochen lang dauern. Konsultieren Sie im Zweifelsfall Ihren Arzt oder Heilpraktiker.

Ginkgo biloba zur besseren Hirndurchblutung

Könnte Ihre Konzentrationsfähigkeit besser sein? Leiden Sie öfter an Durchblutungsstörungen, wie z. B. Kopfschmerzen, Ohrensausen und Schwindel? Dann ist ein Tee aus Blättern des Ginkgobaums der ideale Heiltee für Sie.

Die Blätter des sagenumwobenen Ginkgobaums verbessern nachweislich die Hirndurchblutung bis in die kleinsten Kapillaren und machen dickeres Blut wieder fließfähiger.

Wenn die Tinktur aus frischen Blättern hergestellt wird, wirkt sie sehr viel intensiver. Aber auch der Tee aus den trockenen Ginkgoblättern erzielt – im Verbund mit Kombucha – einen hohen Wirkungsgrad. Ginkgo mit Kombucha eignet sich besonders für alle, die sich eine gute Kopfdurchblutung erhalten bzw. diese verbessern möchten und ist auch für jene Patienten geeignet, die einen Schlaganfall erlitten haben.

Eine zu schwache Hirndurchblutung kann auch auftreten, wenn Sie an niedrigem Blutdruck leiden. Versuchen Sie dann, sich häufig zu bewegen, und lüften Sie die Räume regelmäßig. Konzentrationsprobleme können nämlich auch durch Sauerstoffmangel bedingt sein.

Sagenhafte Wirkung

Die Tinktur aus den Blättern des Ginkobaums verbessert die Sauerstoffversorgung des ganzen Körpers und wirkt dadurch wie ein Jungbrunnen.

Besonders wirksam ist Ginkgo biloba:

- Bei Blutstauungen
- Bei Durchblutungsstörungen der Arme und Beine
- Bei diabetischen Durchblutungsstörungen
- Bei Schwerhörigkeit, Ohrensausen, Sehschwierigkeiten und Kopfschmerzen

Ginkgo biloba hilft auch, zu hohen Blutdruck zu senken; besonders wird die Tinktur zur Anhebung der Sauerstoffversorgung nach Schlaganfällen gelobt.

Kombucha mit Ginkgo-biloba-Blättern

Für das Ginko-Kombucha-Getränk lassen Sie 2 bis 3 Esslöffel Ginkgoblätter mit 1 Liter Wasser 1 Stunde lang leicht kochen. In diesem Fall sollten Sie keinen anderen Tee, auch nicht grünen Tee, dazunehmen. In dem noch heißen Tee 80 bis 100 Gramm Zucker verrühren. In den abgekühlten Tee geben Sie die 10 Prozent Ansatzlösung und den Pilz.

Dieses Getränk sollte möglichst warm bei 23 bis 30 °C gären. Rühren Sie es täglich 1- bis 2-mal um, und sorgen Sie für ausreichend frische Luft.

Tropische Früchte wie Ananas, Mango oder Papaya sind reich an verdauungsfördernden Enzymen und wertvollen Mineralien. In Verbindung mit Kombucha entfalten sie eine ausgesprochen belebende Wirkung.

Papayablätter

Eine großartige Heilpflanze ist der in den Tropen heimische Papayabaum. Die Blätter, die Schalen der unreifen Früchte und die Kerne enthalten das Enzym Papain, das negative Erreger im Darm und im Körper zerstört. Besonders gut wirkt Papayaextrakt gegen Würmer und Parasiten. Außerdem wurde im Papayablatt ein stark Krebs hemmender Stoff gefunden.

Sie können die positiven Eigenschaften der Papaya sehr gut für Ihr Kombuchagetränk nutzbar machen. Getrocknete Papayablätter sind im Handel erhältlich.

Papaya

Das proteolytische (eiweißspaltende) Enzym machen sich Menschen mit Fett- und Eiweißverdauungsstörungen schon lange zunutze. Heute werden Papayatabletten aus den Blättern und der Schale der unreifen Frucht hergestellt, und in Australien gilt das Kombucha-Papaya-Konzentrat (ein Presssaft aus dem Pilz) als Wunderheilmittel gegen Krebs.

Papaya-Kombucha-Getränk

Der Geschmack des Getränks ist angenehm, allerdings tauchen darin viele bräunliche Gebilde, Fasern und Schlieren als Zeichen für die vermehrte Bildung der begehrten Hefezellen auf. Diese sind für die Produktion von Vitaminen, Aminosäuren und Enzymen verantwortlich, denen große Regeneration und Entgiftungsaufgaben obliegen.
Pro Liter Wasser sollten Sie 1 Teelöffel grünen Tee und 2 Esslöffel getrocknete Papayablätter verwenden. Geben Sie außerdem 80 bis 100 Gramm weißen Zucker hinzu. Die Papayablätter werden 2 Stunden lang bei niedriger Temperatur ausgekocht. Man trinkt davon 3-mal täglich 1 Weinglas voll.

Wenn Sie lang gegärten Kombucha als Essig verwenden wollen, können Sie ohne weiteres einen getrockneten Thymian- oder Rosmarinzweig hinzufügen. Er wird den Geschmack des Essigs bedeutend verfeinern.

Tees mit ätherischen Ölen

Ätherische Öle sind leicht flüchtige Pflanzenstoffe und setzen sich aus vielen verschiedenen Stoffen zusammen. Von manchen Ölen sind heute über 100 verschiedene Inhaltsstoffe bekannt. Ätherische Öle sind charakteristische Inhaltsstoffe vieler Heilpflanzen. Der Anteil des Öls in Pflanzen schwankt zwischen 0,01 und etwa 10,0 Prozent.
Allerdings wirken ätherische Öle antibiotisch und hemmen die Entwicklung von Pilzen. Da Kombucha ja eben ein Pilz ist, sollten Sie Kräuter mit viel ätherischem Öl meiden. Besonders viel ätherische Öle sind enthalten in: Fenchel, Kalmus, Kamille, Lavendel, Pfefferminze, Rosmarin, Salbei und Thymian.
Diese Heilkräuter können Sie jedoch nachträglich dem fertigen Kombuchagetränk zusetzen – entweder als Teeaufguss oder pur.

Ingwer – die besondere Note

Wer es gern pikant mag, kann dem Getränk nach Entnahme des Pilzes etwas frische Ingwerwurzel zugeben. Ingwer gibt dem Tee eine aparte Schärfe, vermehrt den Speichelfluss und den Magensaft, lindert Blähungen, regt den Appetit an und aktiviert nachhaltig sämtliche Verdauungsvorgänge.

Kombucha mit Ingwer sollten Sie nicht am Abend und auch nicht über einen zu langen Zeitraum trinken. Ingwer hat eine stark erwärmende Wirkung auf den Organismus und regt den Kreislauf an, was mitunter zu Schlafstörungen führen kann.

Kalmus stärkt den Darm

Die bittere Kalmuswurzel besitzt sehr viel ätherisches Öl. Sie ist ein außergewöhnlich gutes Mittel, um Darmbeschwerden aller Art zu lindern.

Sie können 1 gestrichenen Teelöffel Kalmuswurzelstücke am Abend in 1 Tasse Kombucha geben und das Ganze über Nacht ziehen lassen. Am nächsten Tag vor und nach jedem Essen trinken Sie einen Schluck dieser sehr bitteren Lösung.

Es ist auch möglich, dass Sie gleich eine ganze Flasche Kombucha mit Kalmuswurzel ansetzen und diese länger ziehen lassen.

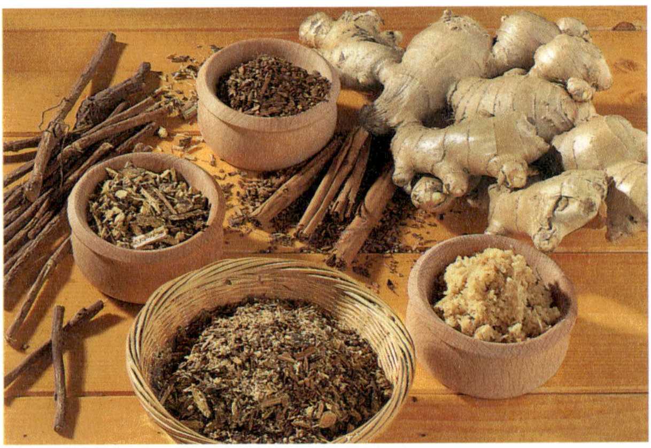

Zutaten wie Ingwer, Kalmus oder Fenchel sollten erst nach dem Gären zugegeben werden, da sie den Pilz durch den hohen Gehalt an ätherischen Ölen abtöten können.

Natürlich für den Darm

Nachfolgend ein Rezept, das sehr gut gegen Darmpolypen und andere Probleme des Magen-Darm-Bereichs wirksam ist. Aufgrund des hohen Gehalts an ätherischen Ölen sollten Sie auch hier den Tee erst nach Entnahme des Pilzes hinzufügen.

Lassen Sie folgende Kräuter zu gleichen Teilen in Ihrer Apotheke mischen:

- Zinnkraut
- Klettenlabkraut (Herba Galii aparinis)
- Salbei-Gamander (Herba Teucrii scorodoniae)
- Kalmuswurzelstücke

Bereiten Sie aus dieser Mischung einen 1/4 Liter Tee mit etwa 3 Teelöffeln. Lassen Sie den Tee etwa 15 Minuten lang ziehen. Geben Sie ihn durch ein Sieb, und füllen Sie ihn in eine saubere Flasche. Lassen Sie ihn nun abkühlen, und füllen Sie dann den Rest der Flasche mit dem fertigen Kombuchagetränk auf.

Auf diese Weise wird der Kombuchatrank etwas verdünnt und zugleich mit den Heilkräften des Kräutertees angereichert. Die Gärung läuft im fertigen Getränk – wenn auch vermindert – weiter, und die Wirkstoffe der erprobten Teemischung werden intensiver aufgeschlossen und verstärkt.

Mit dieser Mischung haben Sie sich Ihren eigenen Magenbitter oder besser »Darmbitter« gebraut. Es empfiehlt sich, von dem Getränk 3-mal täglich 1 Glas einige Zeit nach dem Essen zu trinken.

Wenn Sie das über einen längeren Zeitraum hinweg regelmäßig tun, wird sich Ihr Darm rundum wohl fühlen. Und gerade er spielt bei der Immunabwehr eine wichtige Rolle. Ein gesundes Verdauungssystem ist unabdingbar, um leistungsfähig und vital zu bleiben.

Grundsätzlich gilt: Wenn Sie Kombucha mit verschiedenen Kräutern ansetzen möchten, sollten Sie immer wieder variieren. Oftmals gewöhnt sich der Körper an gewisse Inhaltsstoffe, so dass diese dann nicht mehr voll wirksam sind.

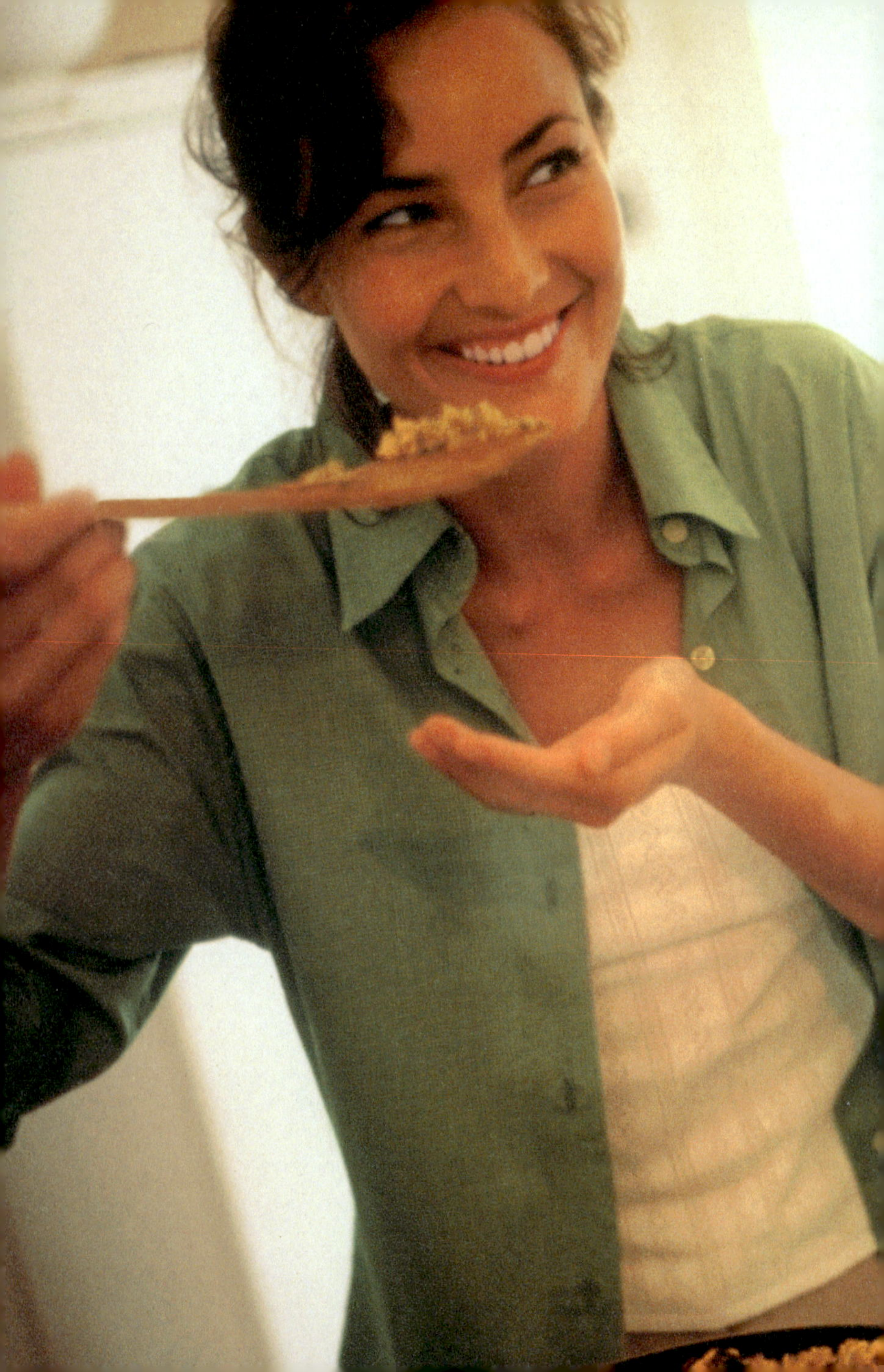

Kombucha in der Küche

Kombucha kann nicht nur als beinahe universelles Heilmittel eingesetzt werden, sondern eignet sich auch hervorragend als natürliche Lebensmittelergänzung. Durch seine besonderen Eigenschaften schließt der Kombuchapilz andere Nahrungsmittel weiter auf und bringt so deren gesundheitsfördernden Wirkstoffe besonders zur Geltung. Mit Kombuchaessig z.B. lassen sich leicht verdauliche und wohlschmeckende Gerichte zaubern.

Selbst wenn Kombucha bereits zu Essig vergoren ist, können Sie ihn immer noch trinken. Am besten schmeckt er, wenn Sie ihn mit kohlensäurehaltigem Mineralwasser verdünnen.

Kombuchaessig

Wenn Sie Kombucha drei bis vier Wochen gären lassen, wird das Getränk sauer und kann wunderbar als Essig verwendet werden. Es schmeckt und wirkt wie handelsüblicher Essig, hat aber darüber hinaus noch weitere wertvolle Inhaltsstoffe. Natürlich können Sie auch Ihrem Kombuchaessig Kräuter und Gewürze Ihrer Wahl beigeben und ausziehen lassen. Hierfür eignen sich besonders:

- Dill
- Lorbeerblätter
- Rosmarin
- Salbei
- Senfkörner
- Thymian
- Wacholderbeeren

Damit erhalten Sie einen Essig, der Ihre Gesundheit vielfältig schützt und die Verdauungssäfte zum Fließen bringt. Auch wirkt er antibiotisch gegen Krankheitserreger, so dass er besonders in Zeiten erhöhter Ansteckungsgefahr verwendet werden sollte.

Mit Kombucha lassen sich auch schmackhafte Gerichte herstellen.

Leichtere Verdaulichkeit

Noch immer streiten sich die Experten, ob Rohkost für Personen mit empfindlichen Verdauungsorganen gesund ist. Wie in den meisten Fällen gilt auch hier: Übertreiben Sie es nicht. Essen Sie rohes Gemüse und Salat vor der warmen Hauptmahlzeit und niemals am Abend. Kauen Sie die Rohkost gründlich – damit überfordern Sie Ihren Magen nicht.

Da die Stoffwechselprodukte der Kombuchamikroorganismen denen unserer positiven Darmbakterien so ähnlich sind, wird rohe Nahrung gleich in richtiger Weise vorbereitet und die Verdauung im Darm erleichtert. Also rundum wichtige Punkte, die für Kombucha im Salat sprechen.

Mit Kombucha angemacht, wird Rohkost allgemein viel besser vertragen. Besonders zu empfehlen ist das für diejenigen, bei denen sie zu vermehrter Gärung im Darm und Durchfall führt.

Durch die Einwirkung von Kombucha werden die Inhaltsstoffe des rohen Gemüses besser aufgeschlossen. Die Vitamine bleiben nicht nur erhalten, es bilden sich mit der Zeit noch weitere Wertstoffe als Stoffwechselprodukte der Mikroorganismen (Aminosäuren, Vitamine etc.). Bei dieser Art der Zubereitung werden durch die Hefen auch reichlich Enzyme gebildet, die als Aktivatoren im Stoffwechsel jeder Zelle eine große Rolle spielen.

Sie können Rohkost mit Hartkäse und einem Kombuchagetränk zu einer gesunden Mahlzeit kombinieren oder jeden Salat mit Kombuchaessig anmachen – es schmeckt einfach köstlich.

Sojasauce statt Kochsalz

Da es heute mehr denn je um die Zufuhr von Enzymen geht, kann zum Salat auch Shoyu oder Tamari (Sojasauce) anstatt Salz verwendet werden. Durch Kombucha und Sojasauce, die auch durch Mikroorganismen fermentiert wird, liefert Ihnen solch ein Salat reichlich Enzyme, Vitamine und andere Wertstoffe.

Kombucharezepte

Mit dem ausgereiften, stärker gesäuerten Kombuchagetränk können Sie rohe Gemüsesorten, wie beispielsweise Zwiebeln, Gurken, Tomaten, Paprika, Rote Bete (roh oder gekocht), Möhren, Weißkohl etc. in einem Gefäß übergießen, mit Frischhaltefolie zubinden und wie Essiggurken reifen lassen. Sobald alles durchgezogen ist, lässt sich das Einmachgut ganz einfach verwenden. Dieses mit Kombuchaessig eingelegte Gemüse ist eine köstliche Beilage zu vielen Gerichten. Je nach dem, welche Gewürze Sie zufügen, können Sie geschmacklich variieren.

Allerdings sollten Sie das Eingelegte nicht allzu lange aufbewahren, denn selbst im Kühlschrank ist der Kombucha weiter biologisch aktiv und verändert den Geschmack immer mehr zum Säuerlichen hin. Doch es hängt letztlich von Ihrem Geschmack ab, wie sauer Sie es mögen – schädlich ist es nicht.

Rote Bete enthält sehr viel Vitamin C und ist deshalb besonders in der kalten Jahreszeit zu empfehlen. Wenn Sie Ihre Abwehrkräfte stärken wollen, bereiten Sie Rote Bete mit Kombucha zu, machen Sie den Salat mit ein wenig kaltgepresstem Olivenöl an, und würzen Sie das Ganze mit wenig Salz, Pfeffer und Schwarzkümmelsamen.

Rote Bete mit Kombucha

Sehr gut lassen sich rohe Rote Beten, grob gerieben, in Kombuchaessig einlegen. Sie können Lorbeerblätter, Nelken, Wacholderbeeren, Zwiebeln, Dillkraut, Olivenöl und Kräutersalz dazugeben. Das Glas sollte mit Klarsichtfolie oder Papier verschlossen werden, da eine starke Gärung eintritt, die Schaum entwickelt. Rühren Sie deshalb die Roten Beten möglichst oft um, und drücken Sie das Gemüse wieder nach unten.

Rote Beten stärken das Immunsystem ausgezeichnet, da sie sehr viel Vitamin C enthalten. Sie sollten sie möglichst täglich in kleiner Menge in Ihren Salat geben. Besonders erfrischend schmecken sie auch als Beilage zu Kartoffeln.

Kombuchasauerkraut – selbst gemacht

Sauerkraut kann Blähungen verursachen, wird aber gut vertragen, wenn Sie es mit Kreuzkümmel würzen und das Gewürz einige Zeit ziehen lassen.

Während normales Sauerkraut häufig nicht gut vertragen wird, ist Kombuchasauerkraut viel leichter verdaulich. Die Vitamine des Kohls bleiben erhalten, und die fleißigen Mikroorganismen stellen ständig noch weitere gute Stoffe für Ihre Gesundheit her.

- Schneiden Sie Weißkohl mit einem Hobelbrett in feine Streifen.
- Füllen Sie die Kohlstreifen in ein größeres Glas.
- Geben Sie Kräutersalz, Kümmel und Wacholderbeeren dazu, und rühren Sie alles gut durch.
- Wer mag, kann auch klein geschnittene Zwiebeln oder geraspelte Äpfel hinzufügen.
- Geben Sie Kombuchaessig hinzu.

Auch hier sollten Sie immer wieder einmal gut umrühren und das Gefäß mit Mull und Gummiband oder Papier gut verschließen.

Dieser Salat regt die Verdauungssäfte an, liefert reichlich Enzyme und stärkt ganz besonders die positiven Darmbakterien.

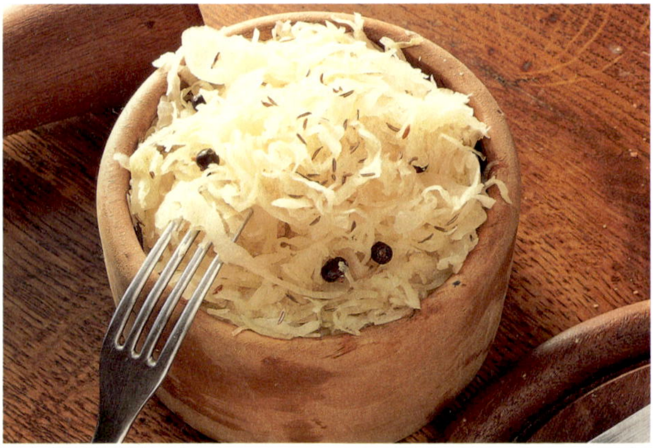

Sauerkraut schmeckt nicht nur gut, sondern ist auch noch gesund: Es hilft bei den verschiedensten Krankheiten, ohne schädliche Nebenwirkungen hervorzubringen.

Feine Kombucha-Zwiebel-Suppe

Als Geheimtipp gilt folgende süßsäuerliche Suppe, mit der Sie auch Menschen, die Kombucha nicht kennen, durch den köstlichen Geschmack überzeugen können.

Zutaten für 4 Personen: *5 mittelgroße Zwiebeln 1 EL Butter • 1 l Kombuchatrank • 1 EL gekörnte Gemüsebrühe • Salz, Pfeffer • Curry • 2 EL Crème fraîche • Zitronenmelisse*

1 Die Zwiebeln abziehen, in kleine Würfel schneiden und in der Butter glasig dünsten.

2 Den Kombuchatrank zugießen.

3 Die gekörnte Gemüsebrühe zugeben und alles einmal kurz aufkochen lassen.

4 Mit Salz, Pfeffer und etwas Curry abschmecken.

5 Die Crème fraîche unterrühren. Danach nicht mehr kochen lassen.

6 Mit Zitronenmelisse garniert servieren.

Würzen Sie Ihre Gemüsecremesuppen vor allem im Winter mit leicht scharfen asiatischen Gewürzen, wie z. B. Ingwer oder Curry. Diese tragen zur Entwicklung einer wohltuenden Wärme im ganzen Körper bei, regen den Stoffwechsel an und halten die Abwehrkräfte fit.

Gemüsesuppen mit Kombucha

Aus pürierten Gemüseresten oder Gemüsewasser lassen sich vielseitige Suppen oder Saucen herstellen. Besonders gut eignen sich Tomaten, Möhren, Kürbis oder Kartoffeln.

Sehr fein schmeckt Pfeilwurzelmehl (aus dem Bioladen) zum Andicken. Fügen Sie nach Geschmack diverse Kräuter, Sahne oder Olivenöl, Kräutersalz oder Sojasauce zu, und schmecken Sie mit einem Schuss Kombuchagetränk oder Kombuchaessig ab.

▸ Eine wohlschmeckende und top-gesunde Suppe können Sie zubereiten, wenn Sie frische Rote Bete, grob gerieben, mit klein geschnittenen Kartoffeln in Wasser und Brühwürfel zu einer Suppe gar kochen. Schmecken Sie mit Kräutern, Olivenöl und Kombuchaessig ab.

Rote Linsensuppe

Eine ideale Kombination mit Kombucha bilden auch alle Gemüsesorten, die als schwer verdaulich gelten, wie z. B. Bohnen und Linsen. Besonders delikat schmeckt folgende Suppe aus roten Linsen:

- Rote Linsen (möglichst kleine, im Bioladen erhältlich) in Wasser geben und einige Stunden ausquellen lassen. Mit einem Brühwürfel etwa 10 Minuten lang gar kochen. Wenn Sie den Geschmack mögen, dann können Sie 1 klein geschnittene Zwiebel mitkochen lassen. Schmecken Sie anschließend mit Kräutern, Olivenöl, Salz und Kombuchaessig ab.

Hülsenfrüchte führen bei manchen Personen zwar zu leichten Blähungen, sollten aber mindestens einmal pro Woche auf dem Speiseplan stehen. Sie enthalten wertvolle Mineralien, Vitamine und Spurenelemente sowie Ballaststoffe, die der Darm unbedingt benötigt.

Backen mit Kombucha

Wenn Sie Brot oder Gebäck mit Kombucha herstellen, werden aus dem Getreide wertvolle Vitamine, Enzyme und andere Vitalstoffe freigesetzt, die der Körper leicht aufnehmen kann. Je länger Kombucha einwirken kann, umso besser.

Mahlen Sie das Getreide am Abend, und verrühren Sie es entweder nur mit Kombuchatrank oder mit einer Kombucha-Wasser-Mischung (Mischungsverhältnis 1:1). Durch die antibiotische Kraft des Gärgetränks können sich keine Pilze entwickeln, wie dieses bei Wasser der Fall sein kann.

Kombucha-Natron-Brot

Zutaten: *500 g Weizen oder Dinkel • 1 TL Salz*
1 TL Honig • 0,5 l Kombuchagetränk • Gewürze (Kümmel, Fenchel, Koriander, Flohsamen, Kürbiskerne, Sonnenblumenkerne, Sesam oder Kokosraspel)
1 TL Natron

1 Den Weizen oder Dinkel am Abend frisch fein vermahlen.
2 1 Teelöffel Salz und 1 Teelöffel Honig in einer Lösung von 50 Prozent Kombucha und 50 Prozent warmem Wasser auflösen.
3 400 Gramm Mehl und Kombucha zu einem mittelfesten Rührteig verarbeiten.
4 Die Schüssel auf eine warme Heizung oder auf eine Wärmeplatte stellen und mindestens über Nacht (besser 12 bis 15 Stunden lang) ziehen lassen.
5 Am nächsten Tag alle Gewürze (sofern gewünscht) und Körner (je nach persönlichem Geschmack) beigeben.
6 Den Teig 20 Minuten lang durchkneten.
7 1 Teelöffel Natron (Natriumbikarbonat) in etwas kaltem Wasser verrühren. Nach dem Verrühren etwas heißes Wasser in die schräg gehaltene Tasse dazugeben, so dass es nicht aufschäumt. Es sollte nicht mehr als 1/2 Tasse Natronlösung ergeben. Das Ganze kräftig verrühren.
8 Dann die restlichen 100 Gramm Mehl (1/2 Tasse) und die Natronlösung in den Teig geben.
9 Mit dem Knethaken 10 bis 15 Minuten durchkneten.
10 Danach 50 bis 70 Minuten knusprig backen.

Sie können mit Kombuchahefe auch andere Brotsorten backen, allerdings eignen sich leichtere Mehlarten wie Weizen- und Hafermehl besser als schwere wie etwa Roggen- oder Hirsemehl.

Mit Kombuchahefe backen

Kombuchahefe, die sich am Boden des Gärgefäßes absetzt, kann, mit handelsüblicher Hefe kombiniert, eine wohlschmeckende und gesunde Grundlage für allerlei Hefegebäck sein.
Gießen Sie das fertige Kombuchagetränk vorsichtig ab, und holen Sie die abgelagerte Hefe mit einem Löffel heraus.

Waffeln mit Kombucha

Ein leichtes, süßes und gesundes Mittagessen, das besonders Kinder lieben, können Sie zubereiten, wenn Sie die Kombuchawaffeln noch warm mit Apfelmus servieren.

Zutaten für 4 Personen: *250 g Dinkel • 0,5 l Kombuchagetränk oder Kombucha-Wasser-Mischung Salz (bzw. Sojasauce oder Kräutersalz) • Gewürze (Koriander, Fenchel, Kümmel, Basilikum oder trockene Petersilie)*

1 Den Dinkel fein mahlen.

2 Das Dinkelmehl mit dem Kombuchatrank oder der Kombucha-Wasser-Mischung anrühren und einige Stunden ziehen lassen.

3 Das Salz (bzw. Sojasauce oder Kräutersalz) sowie die Gewürze (Dosierung und Art nach persönlicher Vorliebe) hinzugeben.

4 Die Mischung zu einem weichen Teig kneten.

5 Die Waffeln sanft bei mittlerer Hitze etwa 10 Minuten lang backen.

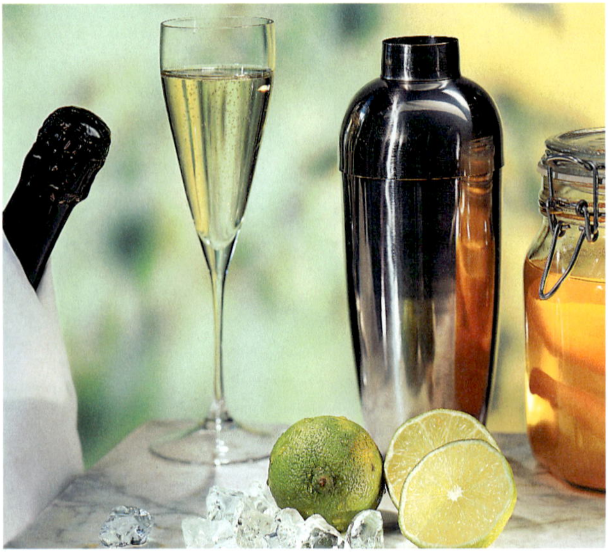

Kombucha kann auch gut mit Sekt gemischt werden – ein prickelnder, erfrischender und obendrein gesunder Drink.

Je länger die Mikroorganismen des Kombucha einwirken, umso mehr Inhaltsstoffe können sie aus dem Mehl erarbeiten. Die Waffeln werden auf diese Weise mit wertvollem Eiweiß angereichert. Den Eiweißgehalt können Sie am Grad der Braunfärbung der Waffeln erkennen.

Die Waffeln können äußerst vielseitig weiterverarbeitet werden. Servieren Sie diese herzhafte Delikatesse mit Gemüse oder Salat. Eine ideale Ergänzung dazu ist Käse aller Art.

Aus alten, in Streifen geschnittenen Waffeln lässt sich mit einem Brühwürfel aus dem Bioladen und getrockneten Kräutern sehr gut eine köstliche Suppe zubereiten. Geben Sie in diese Suppe einen Schuss Kombuchaessig oder Kombuchagetränk.

Etwas Olivenöl, ein wenig geriebener Käse oder auch frische klein gehackte Kräuter machen das Gericht noch schmackhafter.

Kombucha eignet sich auch als Getränk auf Kinderpartys: Bereiten Sie dazu den Kombucha mit grünem Tee zu, und gießen Sie ihn über einen Bund Waldmeister. Abschließend kühl stellen und etwa 1/2 Stunde ziehen lassen. Mit Mineralwasser verdünnen und mit dünn geschnittenen Limettenscheiben oder eingelegten, kandierten Kirschen servieren.

Kombuchadrinks für gute Laune

Das prickelnde Kombuchagetränk erinnert an leicht moussierenden Wein, an Cidre oder an Most. Gut gekühlt kann man es als Aperitif servieren oder als Partygetränk der etwas anderen Art. Denn der spritzige Drink verursacht am nächsten Morgen bestimmt keinen Kater.

Besonders in Kombination mit Holunder- oder Königskerzenblütentee, wie er auf Seite 89 beschrieben wurde, hat der Kombuchadrink einen milden Geschmack mit besonderer Note.

Natürlich kann der Fitmacher auch mit jeder Art von Saft gemischt werden. So schmeckt er Kindern besonders gut. Allerdings sollte man bedenken, dass sie wegen des darin enthaltenen Koffeins nicht allzu viel Kombuchagetränk auf der Basis von schwarzem oder grünem Tee trinken sollten.

Die Alkoholmenge, die in reinem Kombucha enthalten ist, hat keine schädigenden Nebenwirkungen. Alkoholkranke Menschen sollten jedoch auf den Genuss von Kombucha verzichten und stattdessen Kombuchaextrakt (erhältlich als Pulver oder Kapseln im Reformhaus) zu sich nehmen.

Alkohol und Kombucha

Zu beachten ist ebenfalls, dass der vergorene Tee Alkohol enthält – wie viel genau hängt von der Menge des Zuckers, der Gärtemperatur und den Hefebestandteilen des Pilzes ab. Der Alkoholanteil liegt jedoch deutlich unter einem Prozent, er beträgt in der Regel nur 0,5 Prozent.

Wem das für prickelnde Partylaune zu wenig ist, der kann – wenn's denn sein muss – Kombucha auch mit alkoholischen Getränken mischen.

Kombucha-Kräuter-Bowle

Zutaten für 5 Liter: *1 l Kombuchagetränk • 1 l dünner schwarzer Tee • 1 l Apfelsaft • frische Kräuter und Blüten (Pfefferminze, Holunderblüten, Zitronenmelisse, Borretsch) • 1 ungespritzte Zitronenscheibe • 1 ungespritzte Orangenscheibe • Eiswürfel • 2 l Mineralwasser (mit Kohlensäure)*

1 Kombuchagetränk, Schwarztee und Apfelsaft in ein Bowlengefäß zusammengießen.

2 Kräuter verlesen, waschen, trocknen und – je nach persönlichem Geschmack – in die Bowle geben.

Grenzenloses Mixvergnügen

Sei es als Kurgetränk, als prickelnder Fitnessdrink oder als verführerischer Cocktail – Ihrer Phantasie und Kreativität sind beim Mixen keine Grenzen gesetzt. Probieren Sie aus, was Ihnen schmeckt – wir können Ihnen dazu nur Anregungen liefern.

3 Danach ca. 4 Stunden gut gekühlt ziehen lassen.
4 Die ungespritzten Zitrusfrüchte hinzufügen.
5 Eiswürfel zugeben und mit Mineralwasser auffüllen.

Kombucha-Zitronen-Cocktail

Zutaten für Glas: *Eiswürfel • 1/2 Glas Kombuchagetränk • 1/2 Glas Mineralwasser • 2 EL frisch gepresster Zitronensaft • 1 ungespritzte Zitronenscheibe*
1 Das Glas zu 1/4 mit Eiswürfeln füllen.
2 Das Kombuchagetränk, das Mineralwasser und den Zitronensaft hinzugeben und gut verrühren.
3 Mit der Zitronenscheibe servieren.

Zur Zubereitung erfrischender Kombuchabowlen sollten Sie Zitrusfrüchte verwenden. Süßer schmecken die Getränke mit tropischen Säften wie Mango oder Guave.

Kombucha-Sekt-Drink

Zutaten für Glas: *2/3 Glas Kombuchagetränk 1/3 Glas trockener Sekt • 1 Limettenscheibe*
1 Das Kombuchagetränk und den Sekt vorher kalt stellen, in ein Glas geben und verrühren.
2 Mit der Limettenscheibe verziert servieren.

Kombucha-Whiskey-Drink

Zutaten für Glas: *1 Glas Kombuchagetränk 5 cl Bourbon • Eiswürfel*
1 Das Kombuchagetränk mit dem Whiskey in einem Longdrinkglas gut verrühren.
2 Eiswürfel dazugeben und mit 1 Amarenakirsche oder 1 Streifen Apfelschale garnieren.

Kombuchakindercocktail

Zutaten für Glas: *1 Glas Kombuchagetränk 2 EL Himbeersirup • 1 Zitronen- oder Limettenscheibe*
1 Das Kombuchagetränk mit dem Himbeersirup gut verrühren.
2 Mit der Zitronen- oder Limettenscheibe garnieren.

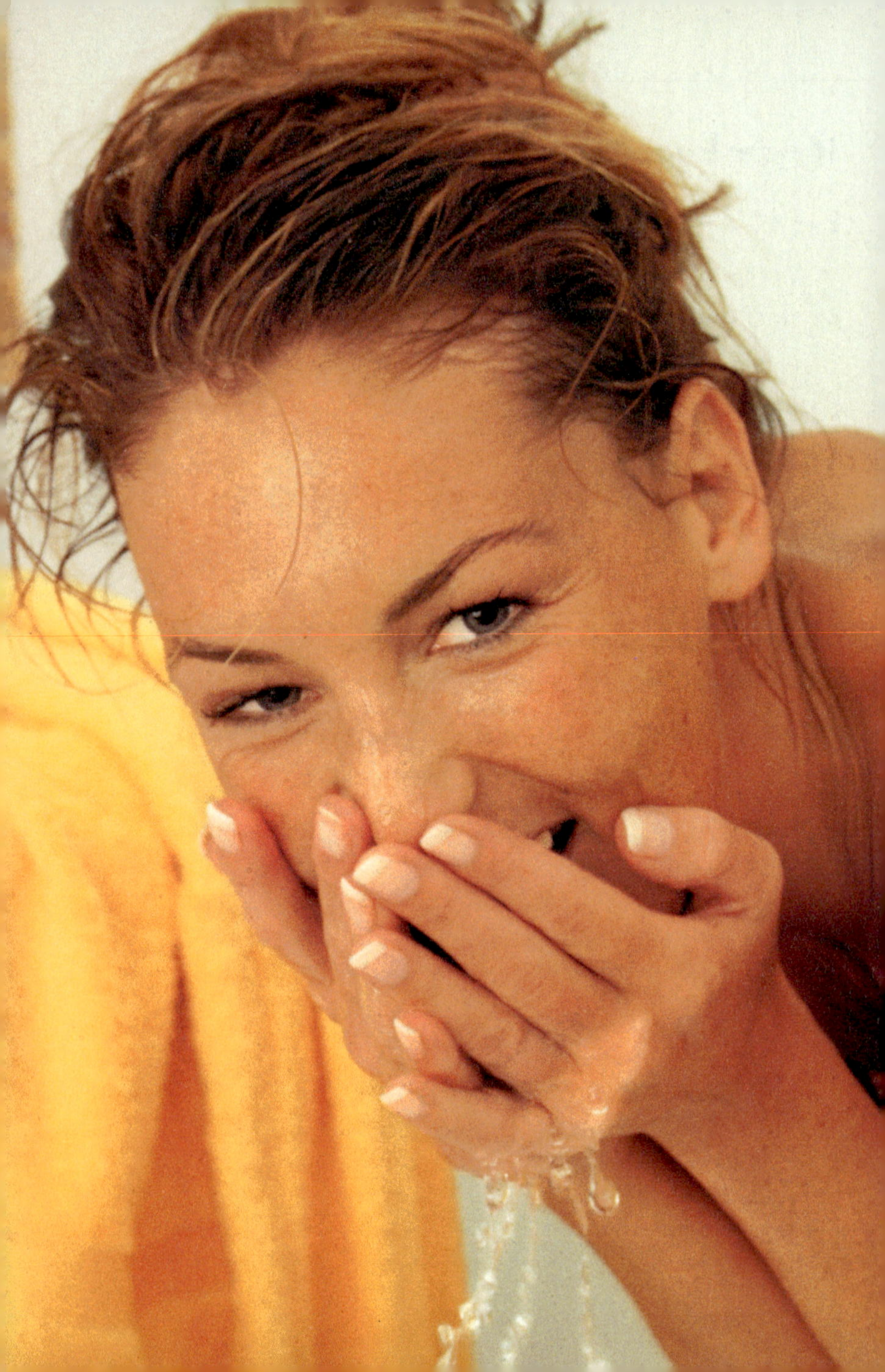

Kombucha für Haut und Haare

Die Welt ist voller Gifte: Luft, Wasser und leider auch unsere Nahrungsmittel sind nicht mehr natürlich rein, sondern voller synthetischer Stoffe. Die Menschen reagieren immer stärker mit Hautproblemen auf diese Fülle von Belastungen. Denn die Haut bildet die größte Kontaktfläche des Menschen zu seiner Umwelt. Mehr und mehr Menschen leiden unter Ekzemen und Allergien, Neurodermitis und anderen Hauterkrankungen. Mit Kombucha kann jeder seine individuelle Entgiftungskur für die Haut starten – sanft und natürlich.

Auch bei der Haut gilt: Vorbeugen ist besser – und in diesem Fall auch leichter – als heilen. Wenn Sie regelmäßig Kombucha trinken, versorgen Sie Ihre Haut mit allen notwendigen Nährstoffen.

Die Haut als Spiegelbild des Körpers

Die Haut ist das größte Ausscheidungsorgan des menschlichen Körpers. Sie grenzt das innere Milieu unseres Körpers nach außen ab. Das innere Körpermilieu ernährt die Haut. Deshalb kann man an der Haut den Zustand des Körpers und der Zellen ablesen.

Sobald die Mülldeponie des Bindegewebes gefüllt ist, versucht der Körper, die ihn belastenden Stoffe auch nach außen über die Haut herauszubringen.

Nicht nur im Schweiß verlassen uns viele negative Stoffe, auch in Hautunreinheiten, Furunkeln, Entzündungen, Fisteln etc. werden Belastungsstoffe nach außen abgeschoben.

Die im Bindegewebe der Haut eingelagerten Gifte äußern sich nicht nur in rheumatischen Schmerzen und Bewegungseinschränkungen, sondern führen auch zu Hautkrankheiten aller Art.

Kombucha kann sehr gut äußerlich angewendet werden. Er ist gut für Haut und Haare.

Unsere Haut hat's nicht leicht

Unsere Haut ist Ausscheidungsorgan und Schutzhülle zugleich. Sie muss ununterbrochen:

- Temperatur und Feuchtigkeit regulieren
- Gifte ausscheiden
- Empfindungen weiterleiten

Dabei wird sie ständig von Unmengen von Pilzen, Bakterien und Parasiten angegriffen, und zudem muss sie mit der Chemie in Luft und Kleidung fertig werden. Bei diesem harten Job soll die Haut auch noch möglichst rosig, glatt und gesund aussehen. Wir haben also allen Grund, unsere Haut so weit wie möglich zu unterstützen. Kombucha ist dafür der ideale Partner.

Wenn Sie Probleme mit der Haut bekommen, dann ist dies ein deutliches Warnsignal des Körpers und der Psyche, dass sie überlastet sind. Hautkrankheiten heilen nur sehr langsam wieder ab und auch nur dann, wenn Sie zusätzlich zu den äußerlichen Anwendungen den eigentlichen Ursachen nachgehen.

Hilfe von innen

Allein dadurch, dass Kombucha – vor allem in Kombination mit grünem Tee – positiv auf die Verdauungsvorgänge einwirkt und die Darmflora saniert, regt er den gesamten Stoffwechsel an. So unterstützt er den Körper dabei, Gifte loszuwerden, und das kommt besonders der Haut zugute.

Mit regelmäßiger Kombuchazufuhr bleiben Sie nicht nur gesund, sondern Sie tun auch viel für Ihre Schönheit. Jugendliche Haut und frischer Teint ganz auf natürlichem Weg – das leistet Kombucha.

Jungbrunnen Kombucha

Nicht umsonst wird Kombucha der Pilz des langen Lebens genannt. Bis ins hohe Alter bleiben Kombuchatrinker, die ihr Leben lang dem Kombucha treu geblieben sind, rüstig und vital. Die Haut zeigt wenig Falten, und die Beweglichkeit bleibt erhalten, da sich Schlacken gar nicht erst ablagern können.

Aus China wissen wir, dass die faltenlose Haut sehr alter Chinesinnen, die ihr Leben lang Kombucha getrunken haben, häufig gerühmt wird. Kombucha verhilft auch Ihnen durch seine das Bindegewebe verjüngenden und den Darm regenerierenden Stoffe, innerlich zugeführt, zu einer auffallend schöneren Haut.

Kombuchakuren eignen sich auch dazu, einen neuen Lebensabschnitt wie etwa den Ruhestand einzuläuten. Während der Kur können Sie bewusst von Altlasten Abschied nehmen, um dann erfrischt und wieder aufnahmebereit ein neues Leben zu beginnen.

Vital bis ins hohe Alter

Auf den Stoffwechsel des älteren Menschen wirkt Kombucha anregend, schenkt allgemein mehr Energie und hilft der Leber, Schlacken und Gifte aller Art unschädlich zu machen. Kombucha reinigt und verjüngt das Bindegewebe, so dass die zu Schmerzen und Versteifung führenden Schadstoffe gelöst und aus dem Organismus hinausgeschafft werden bzw. sich gar nicht erst einlagern können.

Auch hält Kombucha die Gefäße frei und gesund, wovon Herz und Kreislauf profitieren. Wer im Alter gesund und rüstig sein möchte, sollte sich Kombucha zum Freund machen.

Äußerliche Anwendungen

Die Anwendung von Kombucha beschränkt sich nicht nur aufs Trinken. Auch äußerlich eingesetzt können Sie mit dem Gärgetränk eine Menge für Ihr Wohlbefinden und Ihre natürliche Schönheit tun. Denn die Haut kann die Wirkstoffe des Kombuchapilzes problemlos aufnehmen. Wenn Sie den Pilz als Gesichtspackung anwenden, entfaltet Kombucha seine wohltuende und pflegende Wirkung direkt da, wo sie am dringendsten gebraucht wird.

Mit der äußerlichen Anwendung von Kombucha konnten auch in der medizinischen Praxis verblüffende Erfolge erzielt werden.

Wenn die Haut Probleme macht

Wer an Ekzemen leidet, an Akne, Geschwüren, Pickeln, Furunkeln, trockener, schuppiger Haut, an Hautpilzen (hierzu gehört auch der Nagelpilz), Entzündungen, Neurodermitis usw., der sollte sich Gedanken darüber machen, wie er sein inneres Milieu (das Bindegewebe, das Blut, die Lymphe, den Darm etc.) verbessern kann.

Starke Raucher sind nach jüngsten Forschungsergebnissen schon in jungem Alter gefährdet, eine stumpfe, verwelkte Gesichtshaut zu bekommen. Der Körper versucht, die Giftstoffe im Tabak durch die Haut auszuscheiden, was diese sehr bald ermüdet und erschlaffen lässt.

Anregung für den Stoffwechsel

Jede Hautkrankheit ist ein Schrei nach reinerem Blut, nach einem gesünderen Darm, nach Entlastung des überfüllten Bindegewebes. Ist das innere Milieu des Körpers gesund, ist auch die Haut makellos, jugendlich strahlend und geschmeidig.

So ist es wichtig, über die innerliche Zufuhr von Kombucha hinaus der Haut auch von außen vielseitige Anregungen für ihren Stoffwechsel zu geben, damit die meist jahrelangen Ablagerungen und Säuredepots, die die Hautveränderungen bewirken, allmählich aufgelöst werden.

Gerade Hautprobleme sprechen meist sehr gut auf eine innerliche Behandlung mit Kombucha an. Aber auch Einreibungen und Massagen haben große Wirkung auf die betroffenen Körperpartien.

Hefe für einen jungen Teint

Die Hefejungzellen tragen mit ihrer Vitamin-, Enzym- und Eiweißproduktion (Aminosäuren) sehr zur Erhaltung einer schönen Haut bei. Seit alters werden Hefen zur Regenerierung der Haut von außen eingesetzt und auch in Hautpflegemitteln verarbeitet. Durch Zugabe hautstärkender Kräuter kann die positive Wirkung des Gärgetränks noch verstärkt werden.

Kombucha – besser als Apfelessig?

Die positiven und heilenden Eigenschaften von Apfelessig sind inzwischen weithin bekannt. Kombucha bietet aber noch mehr Heilendes als der bewährte Apfelessig: Zusätzlich zur Essigsäure finden sich hier wichtige Stoffwechselelemente: Säuren, Aminosäuren, Vitamine, Enzyme, Mineralien, Spurenelemente und Hefejungzellen. Dieser gesunde Mix sorgt für eine gründliche Entgiftung der Zellen und dadurch für eine Belebung der Haut. Bei Kombuchaeinreibungen werden Sie sehr schnell eine sichtbare Verjüngung und Veschönerung Ihrer Haut bemerken können.

Wenn Sie an einer entzündlichen Hautkrankheit leiden, sollten Sie unbedingt zuerst Ihren Arzt konsultieren, bevor Sie eigenständig äußerliche Anwendungen mit Kombucha vornehmen. Gegen eine Einnahme gibt es in der Regel keine Bedenken.

Akne, Ekzeme, Hautpilz und Neurodermitis

Gerade bei diesen Hauterkrankungen bewirkt Kombucha häufig schon nach wenigen Tagen einen deutlichen Rückgang der Beschwerden. Sie können die befallenen Partien mehrmals mit dem Getränk einreiben oder damit auch Umschläge machen.

Den Körper langsam entgiften

- Beginnen Sie mit den Einreibungen vorsichtig auf einer kleinen Fläche.
- Steigern Sie nur langsam: Abgelagerte Gifte und Säuren werden hochgewirbelt, die die Ausscheidungskraft von Leber und Nieren überfordern können. Deshalb ist es besser, nicht zu viel auf einmal zu lösen.
- Der gestaute Müll kommt in Bewegung und will über die Haut oder die Ausscheidungswege den Körper verlassen. Aus diesem Grund kann es bei Hauterkrankungen am Anfang auch vorübergehend zu Verschlechterungen kommen.

Gürtelrose, Herpesbläschen am Mund

Bei der oft äußerst schmerzhaften Gürtelrose, einer Viruserkrankung, können Umschläge mit Kombucha oder Pilzauflagen Linderung verschaffen, denn Kombucha besitzt eine virushemmende Wirkung.

Wer zu Herpesbläschen am Mund neigt – auch hierbei spielen Viren eine Rolle –, sollte sich besonders die Mundpartie immer wieder mit Kombucha einreiben, damit die Viren ihren Lebensraum verlieren. Im akuten Fall hilft das Betupfen der Bläschen mit einem ätherischen Öl.

Gürtelrose ist eine sehr schmerzhafte Entzündung der Nervenbahnen, die sich durch kleine Pusteln entlang den betroffenen Nerven zeigt. Sie kann sich über viele Wochen hinziehen. Nehmen Sie zusätzlich zu Kombucha viel Vitamin B12 ein, und vermeiden Sie zusätzlichen Stress.

Geschwüre

Bei langsam heilenden Geschwüren wird von sehr guten Heilungsergebnissen berichtet, wenn der Kombuchapilz auf diese Stelle mehrere Tage lang eine bestimmte Zeit einwirken kann. Hierbei sollten Sie auch die Entgiftung und Erhöhung der Abwehrkörper durch eine Kombuchazufuhr von innen unterstützen.

Umschläge mit Kombucha

Umschläge mit Kombucha empfehlen sich bei vielen Hautproblemen.

- Tränken Sie saubere Leinen- oder Baumwolltücher mit dem Kombuchagetränk. Das kann auch etwas sauer geraten sein – es ist dann umso wirksamer.
- Lassen Sie den Umschlag auf der betroffenen Hautpartie 10 bis 20 Minuten einwirken.
- Waschen Sie die Stellen anschließend nicht ab.
- Pro Tag 2- bis 3-mal wiederholen.

Sollten die Beschwerden innerhalb 1 Woche nicht abgeklungen sein, suchen Sie bitte einen Arzt auf.

Schwitzen entgiftet

Über den Schweiß und die unsichtbare Hautausdünstung werden täglich große Mengen Flüssigkeit und Belastungsstoffe nach außen befördert. Man bezeichnet die Haut deshalb auch als dritte Niere.

Sie sollten alles tun, um eine gestörte Hautentgiftung wieder in Gang zu setzen. Ein großer Teil der Schlacken des Bindegewebes werden über die Schweißdrüsen gleich nach außen befördert. Bleiben diese im Gewebe liegen, fühlt sich der Betroffene mit der Zeit immer unwohler. Erschöpfung, Müdigkeit, Depressionen, Ängste, innere Unruhe und rheumatische Beschwerden stellen sich ein.

Wie Sie Ihrem Körper helfen können

Einreibungen mit Kombucha helfen, die Schweißdrüsen wieder in Gang zu bringen. Zusätzlich kann regelmäßiges Trockenbürsten und der Besuch der Sauna die Schweißdrüsen dazu anregen, ihre Arbeit wieder aufzunehmen.

Holundertee und Lindenblütentee – heiß während der Sauna getrunken – stimulieren die Schweißproduktion ebenfalls, genauso wie ein Kombuchagetränk mit diesen Blüten.

Schwitzen Sie zu viel?

Falls Sie ständig ohne körperliche Belastung Schweiß absondern, gelingt es dem Körper vermutlich nicht, seine Belastungsstoffe in richtiger Weise abzubauen. Ihr Körper befindet sich dann in ständigem Stress.

Mit Kombucha kann unnatürliches Schwitzen wieder normalisiert werden, denn der Pilz hilft der Leber zu besserer Arbeit und Entgiftung.

Gewöhnen Sie es sich an, zumindest im Winter regelmäßig in die Sauna oder ins Dampfbad zu gehen. Sie stärken damit Ihre Abwehrkräfte und werden nicht so schnell krank. Kombucha nach der Sauna ist in dem Fall der beste Vitalstoffdrink, da er das Mineraliendepot des Körpers sofort wieder auffüllt.

Dunkle Hautflecken

Hautkrebs kann sich auch durch kleine schwarze Hautstellen oder durch die Wucherung von Muttermalen ankündigen. Gehen Sie unverzüglich zum Arzt, wenn Sie derartige Hautveränderungen – und seien sie noch so klein – an sich bemerken. Im frühen Stadium bestehen bei Hautkrebs gute Heilungschancen.

Dunkle Flecken auf der Haut sind meist ein Anzeichen für zu viele Gifte, die sich in der Haut ablagern, weil die Leber diese Stoffe nicht mehr vollständig abbauen kann. Sie nehmen dann zu, wenn die Mülldeponie Bindegewebe restlos überfüllt ist, und sind somit ein ernster Hinweis, Gegenmaßnahmen einzuleiten.
Um die täglich anfallenden Umwelt- und Stoffwechselgifte abbauen zu können, benötigt der Körper sehr viele Hilfsstoffe, die so genannten Antioxidanzien. Dazu gehören Vitamine, Spurenelemente, Mineralien und Aminosäuren. Diese sind in der Lage, einströmende Gifte und Strahlen (Elektrosmog) unschädlich zu machen. In Fastfood und Fertiggerichten sind meist zu wenig Antioxidanzien vorhanden, so dass die innere Entgiftung nicht mehr richtig funktioniert.
Sobald Sie bemerken, dass bei Ihnen braune oder schwarze Flecken auf der Haut zunehmen, sollten Sie vermehrt auf eine vitalstoffreiche Ernährung und vernünftige Lebensweise achten.

Die Haut bringt es an den Tag

Ganzheitliche Therapeuten wissen es seit alters: Die Haut ist ein Spiegel der Darmtätigkeit. Die Haut ist aber auch ein Spiegel des Bindegewebes. Leider ist das Bindegewebe der heutigen Menschen die große Mülldeponie für Säuren, Gifte und Schlacken aus dem Stoffwechsel.
Je überlasteter das Bindegewebe, umso trockener, grauer, faltiger und älter wird die Haut.
Je entlasteter und regenerierter das Bindegewebe ist, umso jünger, rosiger, samtener und feinporiger wird auch unsere Haut.

Kombucha für Ihre Schönheit

Wer auf besonders wirksame Schönheitsmittel Wert legt, der kann sich aus Kombucha auf vielerlei Arten pflegende Kosmetika zubereiten, die dann garantiert ohne Konservierungsstoffe sind.
Diese Kombuchapräparate lassen sich im Kühlschrank problemlos einige Tage lang aufbewahren, da viele antibiotische Stoffe im Pilz enthalten sind. Kombucha lässt Ihre Haut jung und seidig glänzen.

Kosmetik selbst zuzubereiten erfordert viel Können und Fachkenntnis. Sie können aus dem pürierten Teepilz Masken und Cremes anfertigen oder die Kombuchaflüssigkeit als tonisierendes Gesichtswasser verwenden. Allerdings ist selbst gemachte Kosmetik nur sehr kurz haltbar und muss sofort aufgebraucht werden.

Regenerierende Kur mit Wunderwirkung

Aus dem pürierten Pilz lässt sich – ohne sonstige Zutaten – ganz leicht eine wunderbare Hautcreme bereiten. Die Kur pur für Ihre belastete Haut:

- Zerkleinern Sie 1 Stück Kombuchapilz – am besten mit dem Pürierstab.
- Tragen Sie die Masse großzügig auf Gesicht, Hals und Dekolletee auf.
- Lassen Sie die Creme mindestens 20 Minuten, je nach Hauttyp auch bis zu 2 Stunden einwirken. Ruhen Sie sich dabei möglichst aus.
- Danach waschen Sie die Creme mit lauwarmem Wasser ab.
- Die Haut muss nicht weiter nachbehandelt werden.
- Ideal ist diese Kur als Pflege vor dem Zubettgehen.

Die Creme wirkt durch ihre Hefejungzellen und Essigbakterien stark hautverjüngend. Sie enthält weiterhin natürliche Antibiotika, viele Vitamine und natürliche Säuren. Diese Kombuchacreme hilft auch, einen faltigen, trockenen Hals, kleine Fältchen um den Mund und dunkle Flecken zu verbessern, wenn sie in regelmäßigen Abständen über mehrere Monate hinweg aufgetragen wird.

Feuchtigkeit spendende Maske

Kombucha pur wirkt Wunder für die Haut. Aber wenn Sie Ihrem Pilz nicht allzu oft auf den Leib rücken möchten, können Sie sich auch aus dem Kombuchagärgetränk eine pflegende Maske herstellen.

Tragen Sie eine Maske immer auf das porentief gereinigte Gesicht auf, sonst kann sie nicht einwirken. Es genügt übrigens, wenn Sie Gesichtsmasken zweimal pro Monat anwenden. Sie sind sehr reich an Nährstoffen, die die Haut lange versorgen. Eine zu häufige Anwendung würde die Haut nur unnötig strapazieren.

- Mixen Sie den Kombuchatrank im Verhältnis 1:1 mit Sahne. Am besten verwenden Sie dazu ein elektrisches Rührgerät und schlagen die Masse, bis sie schön cremig ist.
- Tragen Sie die Creme großzügig auf Gesicht, Hals und Dekolletee auf.
- Lassen Sie die Mischung 15 bis 20 Minuten lang einwirken, und spülen Sie die Creme dann mit lauwarmem Wasser ab.
- Auch nach dieser Maske ist weiteres Eincremen nicht nötig: Die Haut ist mit allem, was sie braucht, bestens versorgt.

Um den Effekt dieser Maske noch zu intensivieren, können Sie die Creme natürlich auch aus einem Kombuchagetränk bereiten, das Sie mit besonderen Tees hergestellt haben.

Beinwellblätter – regenerierend und heilend

In den Blättern der Beinwellpflanze finden sich Stoffe, die die Haut regenerieren, verschönern und heilen. Die zellerneuernde Kraft der Beinwellpflanze wird dem Allantoin zugeschrieben, das reichlich in dieser Pflanze enthalten ist.

Beinwellblätter haben einen hohen Eiweißanteil (etwa 30 Prozent in der getrockneten Pflanze), der durch seine ausgewogene Aminosäurenstruktur biologisch hochwertig ist. Außerdem findet sich reichlich Vitamin B12, Pflanzenschleim und Gerbstoffe.

Schönheitselixier für Ihre Haut

Wer etwas für die Gesundung oder Verschönerung seiner Haut tun möchte, kann sich ein Kombuchagetränk aus 1 Teelöffel grünem Tee und 3 Teelöffeln Beinwellblättern, auf 1 Liter Wasser gerechnet, herstellen.
Um die Wirkung zu erhöhen, ist es günstig, das Getränk während der Fermentation gut zu rühren, damit sich die hautpflegenden vitamin- und enzymproduzierenden Hefejungzellen vermehrt bilden.
Mit dieser Mischung haben Sie ein wahres Schönheitselixier für Ihre Haut. Das Gesicht oder auch der ganze Körper kann mit dem fertigen Getränk oder der Creme eingerieben werden.
Raue Hautstellen verschwinden, ebenfalls dunkle Flecken, Akne und andere Hautprobleme. Auch bei Schmerzzuständen und rheumatischen Beschwerden zeigt Beinwellkombucha erstaunliche Wirkung.

Entzündliche Haut im Gesichtsbereich können Sie mit Kombuchatropfen behandeln. Dazu geben Sie nach Bedarf 3 bis 5 Tropfen auf einen Wattepad und benetzen die kranke Hautstelle damit.

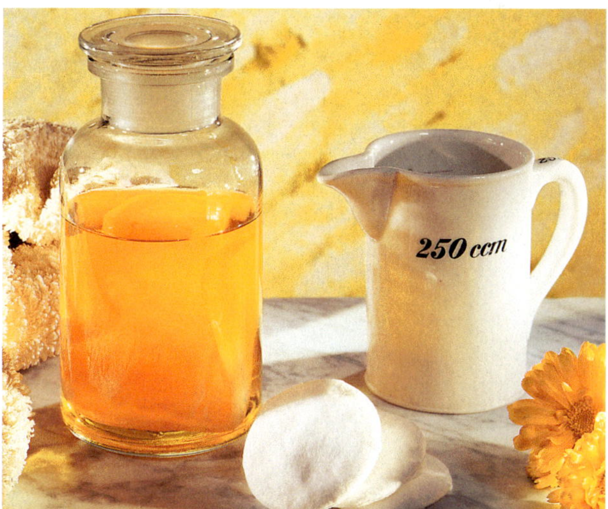

Wenn Sie Kosmetik aus Kombucha selbst herstellen, sollten Sie sie möglichst schnell aufbrauchen, denn ohne Konservierungsstoffe ist sie nur begrenzt haltbar.

Birkenblätter für junge Haut und volles Haar

Birkenblätter wirken gewebereinigend, entsäuernd und harntreibend. Sie werden in der Naturheilkunde gegen Nierensteine, Nierenkoliken, Rheumatismus, Gicht und Zellulite verwendet.
Äußerlich angewendet, heilt der Tee einer Großteil der Hautbeschwerden, kräftigt den Haarboden und verringert Haarausfall. Birkenblätter als Zusatz im Kombucha verhelfen bei äußerlicher Anwendung zu einer rosigen Haut und gesundem Haar.

Das Haar ist genauso wie die Haut konstant schädlichen Umwelteinflüssen ausgesetzt. Gönnen Sie Ihrem Haar auch mal eine Pause, indem Sie regelmäßig das Shampoo wechseln, Kombuchaspülungen durchführen und das Haar so wenig wie möglich föhnen.

Kombucha für gesundes, glänzendes Haar

Auch bei der Haarpflege kann Kombucha wirksam eingesetzt werden. Denn dünnes, schütteres Haar oder Haarausfall bedeuten, dass der Haarboden mit Schlacken überladen ist und der Stoffaustausch des Haars blockiert wird. Die Vitamine, Hefejungzellen und stoffwechselanregenenden Säuren entsäuern und regenerieren den Haarboden, so dass das Haar mit der Zeit wieder mehr Nährstoffe aufnehmen kann.

Die schnelle Pflege für jeden Tag

Geben Sie einfach einige Spritzer Kombuchatrank auf ein Wattepad, und tupfen Sie das Gesicht und den Hals damit ab. Dieses natürliche Gesichtswasser erfrischt angenehm und stabilisiert den natürlichen Säureschutzmantel der Haut.
Um die tieferen Ursachen für eine kranke oder zu früh gealterte Haut zu beheben, sollte auch gleichzeitig Kombucha als Getränk eingenommen werden, da es eine wichtige Entlastung des häufig überlasteten Bindegewebes darstellt.

Leichte Spülung nach der Wäsche

Shampoos haben die Aufgabe, Schmutz und Fett aus den Haaren herauszulösen. Allzu oft belasten sie allerdings auch das Haar – besonders bei täglichem Gebrauch.

- Spülen Sie Ihr Haar nach der Wäsche mit einer verdünnten Mischung aus 1/3 Kombuchagetränk und 2/3 Wasser.
- Massieren Sie die Kopfhaut sanft.
- Spülen Sie das Haar danach nicht mehr aus, sondern lassen Sie es an der Luft trocknen.

Ganz besonders wirksam für die Haarpflege ist Kombucha, wenn er mit grünem Tee und Birkenblättern angesetzt wird. Von alters her wird Birkenhaarwasser zur Pflege und Verbesserung des Haarbodens eingesetzt. In diesem Fall kombinieren Sie gleich zwei großartige Naturheilmittel, und Ihre Haare werden glänzend und füllig.

Stumpfes, mattes, brüchiges Haar und Haarausfall können zwar auch durch unzureichende Haarpflege verursacht sein, sind jedoch häufig ein Anzeichen für einen überlasteten Stoffwechsel, für psychische Erschöpfung oder für chronische Krankheiten.

Intensive Haarkur

Gifte, Säuren und Ablagerungen aller Art behindern im Haarboden die Ernährung der Haarwurzeln. Schütteres Haar, Schuppen, eine zu fettige Kopfhaut und Haarausfall können die Folge sein. Wird die Entgiftung des Haarbodens jedoch in Gang gesetzt, dann kann das Haar sich wieder gesund ernähren und regenerieren. Es gibt Fälle, in denen Kombucha sogar grauem Haar seine natürliche Farbe wieder zurückgab.

Geben Sie das Kombuchagetränk in eine Pipettenflasche von 50 Milliliter. Verteilen Sie damit die Flüssigkeit auf der Kopfhaut, und massieren Sie mit aufgesetzten Fingern die Kopfhaut leicht kreisend. Wenn Sie das mit Ausdauer machen, werden Sie sich über kräftige, gesunde Haare freuen können.

Kombucha gegen Zellulite

Fast alle Frauen kennen das Problem: unschöne Dellen und Hügel an Oberschenkeln und Po. Bei Zellulite werden Schlacken und Fett verstärkt im Gewebe abgelagert, so dass die Haut fast einer Orange gleicht (daher der Name »Orangenhaut«).

Bei Zellulite vergrößern sich die Fettzellen. Radikale Diäten helfen in der Regel nicht, da sich die vergrößerten Zellen auch beim Abnehmen nicht wieder verkleinern, sondern nur abschlaffen. Gesunde Ernährung und vor allem Sport sind die beste Vorbeugung gegen Orangenhaut.

Es ist nicht wissenschaftlich verbürgt, aber sicherlich einen Versuch wert: Regelmäßige mogendliche Zupfmassagen mit Kombuchatee sollen die Problempölsterchen und sogar Zellulite schwinden lassen.

Massage und die entschlackenden Wirkstoffe des Kombucha wirken dabei im Doppelpack. Und wenn Sie dazu auch noch eine Trinkkur mit Kombuchatee durchführen, sollte der Erfolg eigentlich sicher sein.

Depressionen stecken in der Haut

Der gestapelte Müll im Bindegewebe macht müde und erschöpft. Man hat zu nichts mehr Lust, möchte nur noch seine Ruhe haben. Alles wird einem zu viel, weil die behinderte Entgiftung die Arbeit der Körperzellen und der Nerven schwächt.

Durch Inaktivität wird die bereits eingeschränkte Entgiftungstätigkeit des Körpers noch weiter behindert, und das »Rad in die Depression« läuft immer schneller. Zu viel Gifte im Blut erzeugen seelische Missstimmungen, Pessimismus, Unruhe und Gereiztheit.

Wenn Ihnen diese Gefühlszustände nicht ganz fremd sind, können Sie den Teufelskreis mit ein paar einfachen Aktionen selbst durchbrechen. Unternehmen Sie lange Spaziergänge, bewegen Sie sich viel in frischer Luft. Essen Sie Vollwertkost, vermeiden Sie vor allem Nikotin und Alkohol, und regen Sie mit Kombucha Ihre Nierentätigkeit wieder an.

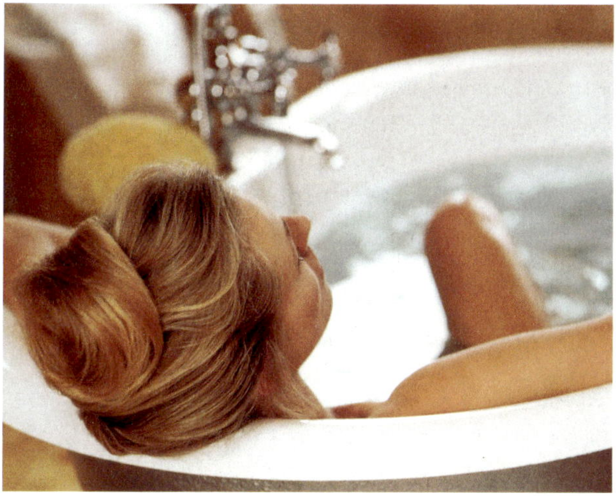

Auch bei einem Bad können Sie die heilenden Wirkungen von Kombucha genießen. Kombucha reinigt die Haut, erfrischt und stabilisiert den natürlichen Säureschutzmantel.

Der Kombuchapilz wirkt als »Zünder« im Stoffwechsel aller Körperzellen. Er setzt all das wieder in Gang, was festgefahren war. Mit Glukuronsäure werden Gifte aller Art gebunden und aus dem Körper hinausgeschafft. Fazit: Die Selbstvergiftung durch eine entartete Darmflora wird gerade durch Kombucha gut zurückgedrängt.

Wickeln Sie sich in weiche Frotteetücher oder einen Bademantel, und ruhen Sie im Anschluss an das Kombuchabad unbedingt eine halbe Stunde aus. So kann sich die wohltuende Wirkung des Bads am besten entfalten.

Baden mit Kombucha

Wenn Sie sich gestresst, abgespannt und lustlos fühlen, sollten Sie einmal ein warmes Bad mit Kombuchazusatz ausprobieren. Es aktiviert die Körperfunktionen, pflegt gleichzeitig die Haut und verschafft der Seele Streicheleinheiten.

Das Gesundheitselixier mit seinen organischen Säuren, Vitaminen, Enzymen und Aminosäuren ist als Badezusatz einfach ideal. Pro Wannenfüllung genügt schon 1/2 Liter des Kombuchatranks. Seine heilende Wirkung verstärken Sie, indem Sie Ihre Haut durch kräftiges Abreiben mit einem Luffaschwamm öffnen.

Impressum

Originalausgabe © MM Südwest Verlag, München. Der Südwest Verlag ist ein Unternehmen der Verlagsgruppe Random House GmbH, München.

Redaktion: Sonja Schäfers, Dr. Bertram J. Ganzfelder
Projektleitung: Dr. Alex Klubertanz
Redaktionsleitung und medizinische Fachberatung: Dr. med. Christiane Lentz
Bildredaktion: Ute Schoenenburg
Produktion: M. Metzger (Leitung), A. Aatz, Dr. E. Weigele-Ismael
Layout: Wolfgang Lehner

Für diese Ausgabe:
Redaktion: Martina Rözel
Herstellung: Tara Tobias Moritzen
Umschlaggestaltung: Peter Udo Pinzer, Eppstein
Titelbild: © L´Immaginario/ www.stockfood.com
Reproduktion: Jung Medienpartner, Limburg
Druck und Bindung: EuroGrafica, Marano

Printed in Italy

ISBN 3-8336-0457-3
www.bellavista-verlag.de

Über die Autorinnen

Inke Barysch ist diplomierte Sozialarbeiterin. Sie ist in der Gesundheits- und Lebensberatung tätig und hält Seminare. Seit ihr Kombucha vor zehn Jahren bei einer bösartigen Erkrankung geholfen hat, sammelt sie Erfahrungen mit diesem Getränk.
Andrea Anna Cavelius studierte Philosophie in München, Siena und Salamanca. Seit einigen Jahren ist sie freie Autorin und Journalistin und arbeitet u. a. für die ZEIT. Ihre Themenschwerpunkte sind Psychologie, Pädagogik und modernes Leben.
Birgit Frohn ist freie Journalistin mit den Schwerpunkten alternative Heilmethoden, Ethnomedizin und Naturheilkunde mit zahlreichen Publikationen in der Fach- wie in der Publikumspresse.

Literatur

Oberbeil, Klaus: Fit durch Vitamine.Südwest Verlag. 2. Auflage, München 1999
Sesterhenn, Birgit: Kombucha. Gräfe und Unzer Verlag. München 1999
Schnober-Senn, Martina: Gesund und fit mit Kombucha. Urania Verlag. Berlin 1999

Bezugsquellen für Kombuchaprodukte

Kombuchaprodukte und Nahrungsergänzungsmittel (Spirulinatabletten): Dipl.-soz. Inke Barysch, Auweg 3, D-97840 Hafenlohr, Haus Hafenoase, Tel.: 0 93 91/91 50 10, Fax: 0 93 91/91 45 99

Hinweis

Das vorliegende Buch ist sorgfältig erarbeitet worden. Dennoch erfolgen alle Angaben ohne Gewähr. Weder Autorinnen noch Verlag können für eventuelle Nachteile oder Schäden, die aus den im Buch gemachten praktischen Hinweisen resultieren, eine Haftung übernehmen.

Bildnachweis

Arteria Photography, Kassel: 17; Bavaria, Gauting: 102 (Buenos Dias); Bilderberg, Hamburg: 56 (Frieder Blickle); Das Fotot-archiv, Essen: 88 (Andreas Riedmiller); IFA-Bilderteam, München: 20 (Diaf); Image Bank, München: 98 (Romilly Lockyer); New Eyes, Hamburg: 50 (E. Reeson); Südwest Verlag, München: 1, 4, 10, 25, 30, 106, 121 (Michael Nagy), 14, 72 (Ch. Kargl/U. S.), 61, 80 (Claudia Rehm), 62, 110 (K. Vey/Jump), 66 (P. Rees), 96 (S. Sperl); Tony Stone, München: 22 (Lori Adamski-Peek), 125 (Chris Craymer); Transglobe, Hamburg: 77 (H. Tschanz)

Sachregister

Rezepteregister